膵癌診療ガイドライン2022年版準拠

患者・市民のための
膵がん診療ガイド

2023 年版

編集

一般社団法人 日本膵臓学会 膵癌診療ガイドライン改訂委員会

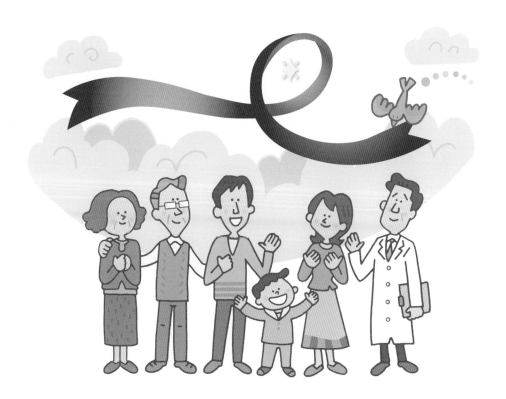

金原出版株式会社

はじめに

　40年ほど前、私が医師になったころには、肝がんと食道がんが膵がんと共に消化器がんの中の三大難治がんとして知られていました。その後の医学の進歩により、肝がんはウイルス性肝炎の治療法の開発により、食道がんは化学放射線療法を手術と組み合わせる治療法の開発により、治療成績が大きく改善されました。一方、膵がんはいまだに人口当たりの死亡率が上昇を続けており、部位別死亡率が2021年には肝がんを追い越して4位と上昇しています。また、2022年に発表された統計では、膵がんと診断された10人中9人以上の方が5年後には亡くなられるという結果から、膵がんの難治性が強調されています。

　なぜ、膵がんがこのように治りにくいのかに関しては、膵臓が腹部臓器の最深部にあり発見が難しいこと、胃がんにおける胃カメラのような有効な検診方法がないこと、膵がんがさまざまな要因が重なって発症しているために薬が効きにくいこと、膵がんが他の臓器へ転移しやすいことなどさまざまな原因があげられます。これらの要因に対して膵がん治療に携わる医療関係者は全力をあげて取り組んでいますが、いまだに十分な成果が得られていません。

　ただし、手術と薬物治療との組み合わせにより根治手術ができた患者さんの治療成績は明らかによくなっており、少なからぬ患者さんが膵がん手術後に天寿を全うすることができるようになっています。手術ができれば治癒の希望が持てるようになってきていますが、2/3以上の患者さんがすでに手術ができないほど進行した状態で発見され、根治手術ができないことが治療成績の向上を妨げている最大の原因です。そこで、早期発見と予防が重要と考えられますが、それには医療従事者の努力だけでは限界があります。一般市民の皆様に膵がんの発見と予防に関心を持っていただき、正しい知識を得ていただくことが重要と考えています。

　日本膵臓学会では、わが国での膵がん診療の質を均一化し治療成績を向上する目的で、2006年にその時点での最新の情報に基づいて、医師向けの『膵癌診療ガイドライン』を刊行し、それ以降、2009、2013、2016、2019年に改訂を重ねてきました。

　この度、新たに、遺伝子検査に基づく診断や高齢者を対象とした項目などの、この3年間で得られた情報を追加して2022年版を上梓し、さらにこれを受けて患者さん・ご家族を含む市民の皆様向けにわかりやすく解説したガイドを作成しました。本書が、一般市民の皆様の膵がんに対する理解を深め、早期発見と治療成績の向上に貢献することを願ってやみません。

　そして、本書の作成にご尽力されました作成委員長の奥坂拓志先生と作成委員の諸先生方に深く感謝して巻頭の言葉といたします。

2023年4月

一般社団法人　日本膵臓学会理事長

竹山　宜典

本書のご利用にあたって

●本書を読んでいただきたい方

　膵がんと診断された患者さんやそのご家族、患者さんの介護や支援にあたられる方をはじめ、将来、膵がんにかかるのではないかと不安を抱えておられる方や膵がんについて深く知りたいと思われている方など、膵がんに関心をお持ちのすべての方を対象として本書は作成されています。

●本書制作の目的

　本書は、日本膵臓学会から出版されている『膵癌診療ガイドライン2022年版』をベースにして、患者・市民の皆さまにとって重要、かつ医学的・科学的に根拠のある最新情報を、できるだけわかりやすくしてお届けすることを目指して作成されました。読者の皆さまには、膵がんそのものに対する知識や、ガイドラインが推奨している診断や治療などについての理解を深めていただき、ご自身や大切な方に最も適していると思われる方法を選択し、病気に対する不安を和らげてよりよい生活を送るために役立てていただければと思います。

●本書の特徴

　本書がベースとしている『膵癌診療ガイドライン2022年版』は、膵がんに関する世界中の論文の報告内容を体系的に整理し、推奨や提案し得る診断法や治療法などを提示して、患者さんと医療者が協働して意思決定することを支援するために作成されています。このガイドラインには膵がんにかかわる多くの診療科の医師をはじめ、看護師、薬剤師、臨床心理士、医療ソーシャルワーカー（MSW）、ガイドライン作成の専門家のほか、4名の患者・市民が作成に参画しており、患者さんを含めたさまざまな立場の人々の視点や意向ができるだけ反映されるよう配慮をしながら作成されました。本書は患者さんや市民の皆さまにガイドラインの記載内容をできるかぎり容易に理解していただけるように、このガイドライン作成に参加した患者・市民委員とそれを支援する医療者委員が中心となって書籍全体の構成を考え、ガイドライン作成委員とガイドラインでは

取り扱われていない重要事項を担当する専門家らが執筆をしています。これらの専門家が作成した原稿は、患者・市民委員および患者会の方々が患者・市民の視点に立って追加や修正を行い、医療ジャーナリストがさらに患者・市民の皆さまにとって最もわかりやすい文章となるように校正を行いました。このように追加や修正された文章を最初の執筆者がもう一度確認し、本来の意味と齟齬がある場合はさらに修正を加えました。本書はできるだけわかりやすく正しい情報が皆さまのもとに届くように、多くの人々がさまざまの視点や立場から修正や確認を繰り返して最終化されました。

●本書の読み方

　本書は膵がんの診断直後から、治療中、がん治療終了後までのすべての状況の方への情報が網羅されています。さらには膵がんには罹患していないものの関心や不安をお持ちの方や患者さんのご家族への情報も提供しています。本書は章ごとにテーマを分けてQ（疑問）に回答する形式になっていますので、関心のある部分だけをピックアップして読んでいただくこともできますし、それぞれの章がおおよその経過を追って順に並べてありますので、最初から丁寧に読んでこの病気の全体像を把握していただくことも可能です。

●本書を読む際の注意事項

・用語解説について

　本書は患者・市民の皆さまにできるだけわかりやすい内容となることを心がけて作成されていますが、短い言葉では表現できない専門用語については用語解説を付けています。

・治療薬の名称について

　治療薬には一般名と商品名があります。一般名は世界共通で用いられている薬の名称で、1つの薬には1つの一般名がつけられています。一方、商品名は製薬会社がつける名称で、同じ成分の薬でも製薬会社ごとに異なる場合があります。本書では原則的に一般名を使っており、商品名は巻末の「薬剤一覧」にまとめました。

・記載内容が変更される可能性について

　医学は常に進歩しており、ガイドラインや本書に紹介している内容も今後の研究によっては評価が変わる可能性がありますのでご注意ください。膵癌診療ガイドライン

では改訂前に変更が生じた際には、日本膵臓学会のホームページでお知らせをしていますので、そちらもご参照いただければ幸いです。

- さらに詳しい診療指針を知りたい場合（膵癌診療ガイドラインの参照方法）について

　本書のベースとなっている『膵癌診療ガイドライン2022年版』は本書と同じ金原出版が発行しており、全国の書店や金原出版ホームページから購入することができます。また日本膵臓学会やガイドライン作成支援団体であるMinds（公益財団法人日本医療機能評価機構）のホームページからも閲覧することが可能です。

- ホームページの情報について

　本書で取り上げているホームページの情報は発刊時点のものです。

●診療行為の推奨の強さについて

　本書では、何らかの診療行為を行うことを勧める際、あるいは行わないことを勧める際に、その強さの度合いを、次の2段階の表現を用いて記載しています。

　これらは『膵癌診療ガイドライン2022年版』で使用されている「推奨度（推奨の強さ）」を表す指標を、わかりやすい表現に置き換えたもので、科学的根拠に基づき決定されているものです。

　①〜することが／〜しないことが 推奨されています（推奨度：強）

　②〜することが／〜しないことが 提案（弱く推奨）されています（推奨度：弱）

●今後の予定

　膵癌診療ガイドラインはおよそ3年ごとに改訂が行われており、本書も新たなガイドラインの情報を盛り込んだ内容にその都度刷新される見込みです。本書をご利用になってお気づきの点や今後のガイドラインまたは本書へのご要望などがございましたら、ぜひとも学会や出版社へご意見をお寄せください。一人でも多くの方が膵がんに関心を寄せてくださり、患者さんのよりよい治療や生活、さらには膵癌の克服へと発展することに本書が貢献することを祈念しています。

一般社団法人 日本膵臓学会
膵癌診療ガイドライン改訂委員会 委員長

奥坂　拓志

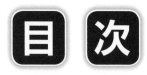

目次

第3章：膵がんと診断されたときによくある質問

第4章：膵がんの治療

【Ⅰ．概論】

第5章：支持療法1　ステント治療

第6章：支持療法2　その他の症状や副作用の治療

第7章：治療の終了について

第8章：生活上のアドバイス

膵がん診療の流れ
（アルゴリズム）

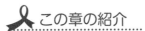

この章の紹介

患者さんの病状や状況に対して推奨される医学的な対応を、
フローチャートを使って示しました。

膵がん診断の流れ（アルゴリズム）

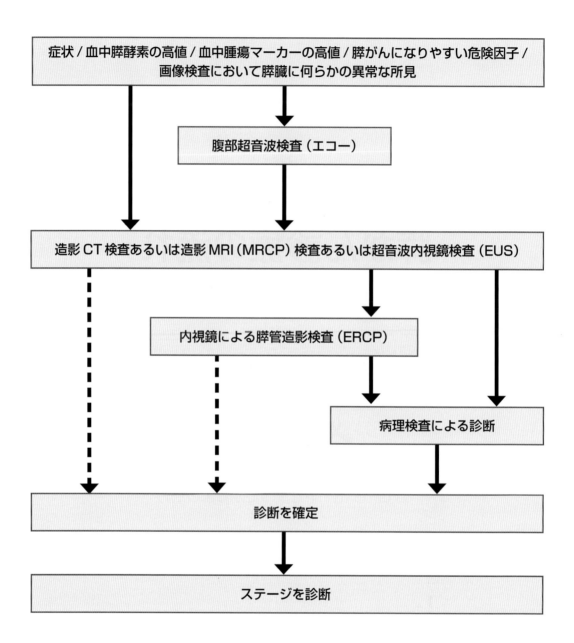

症状 / 血中膵酵素の高値 / 血中腫瘍マーカーの高値 / 膵がんになりやすい危険因子 /
画像検査において膵臓に何らかの異常な所見

腹部超音波検査（エコー）

造影 CT 検査あるいは造影 MRI（MRCP）検査あるいは超音波内視鏡検査（EUS）

内視鏡による膵管造影検査（ERCP）

病理検査による診断

診断を確定

ステージを診断

膵がん治療の流れ（アルゴリズム）

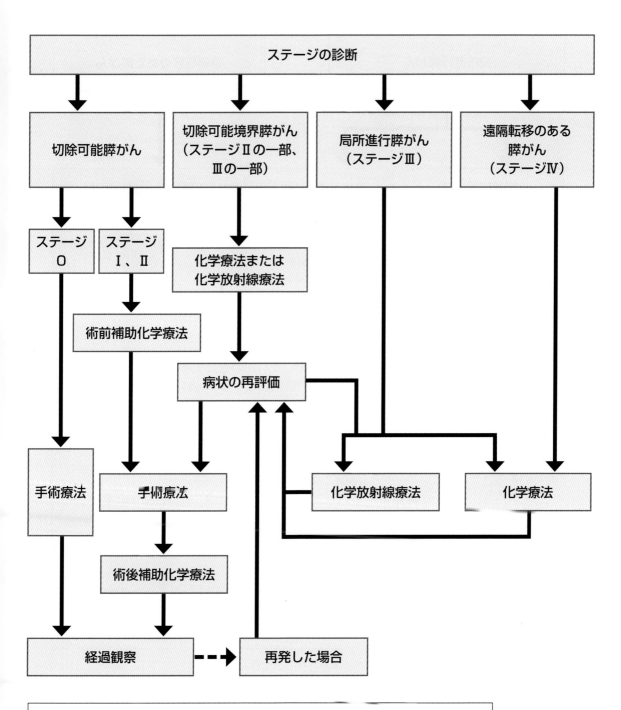

膵がん化学療法の流れ（アルゴリズム）

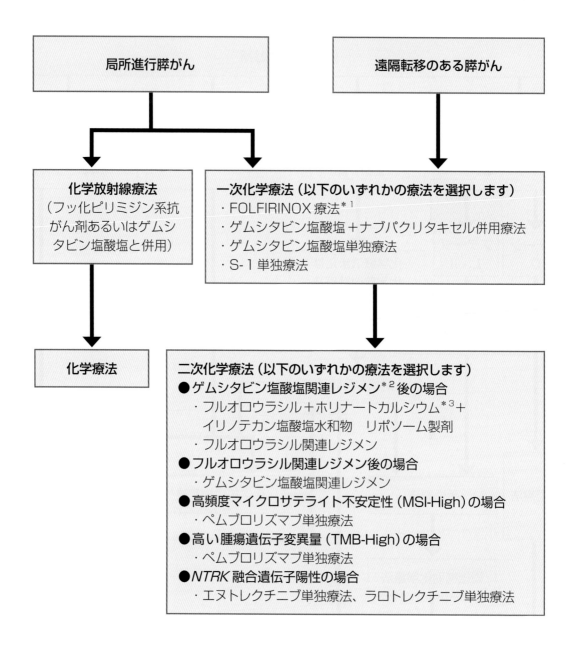

局所進行膵がん

遠隔転移のある膵がん

化学放射線療法
（フッ化ピリミジン系抗がん剤あるいはゲムシタビン塩酸塩と併用）

一次化学療法（以下のいずれかの療法を選択します）
・FOLFIRINOX 療法＊1
・ゲムシタビン塩酸塩＋ナブパクリタキセル併用療法
・ゲムシタビン塩酸塩単独療法
・S-1 単独療法

化学療法

二次化学療法（以下のいずれかの療法を選択します）
●ゲムシタビン塩酸塩関連レジメン＊2 後の場合
　・フルオロウラシル＋ホリナートカルシウム＊3＋
　　イリノテカン塩酸塩水和物　リポソーム製剤
　・フルオロウラシル関連レジメン
●フルオロウラシル関連レジメン後の場合
　・ゲムシタビン塩酸塩関連レジメン
●高頻度マイクロサテライト不安定性（MSI-High）の場合
　・ペムブロリズマブ単独療法
●高い腫瘍遺伝子変異量（TMB-High）の場合
　・ペムブロリズマブ単独療法
●NTRK 融合遺伝子陽性の場合
　・エヌトレクチニブ単独療法、ラロトレクチニブ単独療法

＊1 高齢者には副作用が強く表れるため推奨されていません。
＊2 レジメンとは抗がん剤の組み合わせを意味する言葉です。
＊3 ホリナートカルシウムは日本では「レボホリナートカルシウム」が保険適用となり使用されています。

膵がんプレシジョンメディスン（個別化医療）の流れ（アルゴリズム）

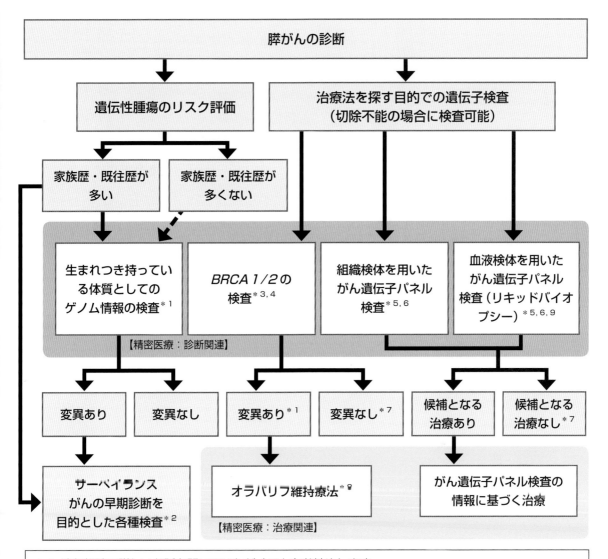

* ＊1 遺伝相談で詳しいお話を聞いていただくことをお勧めします。
* ＊2 血縁者のサーベイランス、本人の膵がん以外のサーベイランス、遺伝子の種類によってそれぞれ重点的に検査すべき臓器が異なります。
* ＊3 検査名：BRACAnalysis 診断システム。陽性だとオラパリブが保険診療として使用可能になります。生まれつき持っている体質としての検査です。
* ＊4 保険適用上の条件：全身化学療法前に実施可能です。
* ＊5 保険適用上の条件：標準治療後に検査可能です。
* ＊6 生まれつき持っている体質としての遺伝子変異を認めた場合、もしくは疑われた場合に、遺伝相談での相談が勧められる場合があります。
* ＊7 遺伝子検査の情報に基づかない標準治療をお勧めします。
* ＊8 オキサリプラチンなど、プラチナ（白金）系と呼ばれる抗がん剤を含む治療で大きさが変わらない場合に、オラパリブを「維持療法（231ページ用語集参照）」として実施することが可能です。
* ＊9 保険適用上の条件：腫瘍細胞を検体として検査が困難な場合や、結果を得られなかった場合に検査可能です。

第1章

膵がんと診断されたら
（膵がんについて）

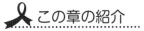この章の紹介

膵がんとはどのような病気なのか、
全体像を紹介します。

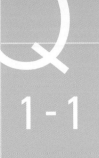
膵がんとはどのような病気なのでしょうか？

　膵がんの患者数は近年増え続けています。死亡者数はあらゆる臓器のがんのなかで4番目に多く、男性では第4位、女性では第3位です。

　膵臓は主に腺房細胞、内分泌細胞、膵管上皮細胞からできていて、これらの細胞から、それぞれ種類の異なる腫瘍が発生します。

　その中で、一般に"膵がん"と呼ばれるものは、膵液を流す"膵管"という管から発生したがんを指します。

　膵がんはがんが増殖して周囲に広がっていこうとする力（浸潤性）が強く、周囲の臓器を巻き込んだり、転移しやすい腫瘍です。手術でがんを切除することが唯一の根治手段（腫瘍を完全に治す方法）ですが、早期発見が難しいため、診断時に手術できる患者さんは3割程度にとどまります。

　また手術できたとしても、再発することが少なくないため、予後（治療効果や病状進行の見通し）は決して良くありません。

　そんな膵がんの危険因子としては、多量飲酒、喫煙、糖尿病、肥満、膵がんの家族歴、遺伝、慢性膵炎、膵のう胞、膵管拡張などがあげられます。

膵がんの疫学

　最新のがん統計によると、膵がんの年間罹患者数は年々増えていて、2018年には約42,000人に到達しています。男女比はほぼ1：1で、生涯罹患率は2.6％と報告されています。死亡者数も増加傾向にあり、2000年は約19,000人でしたが、2010年は28,000人、2020年には37,000人を超えました。

　日本人がかかるがんの種別で見ると、膵がんによる死亡者数は肺がん、大腸がん、胃がんに次ぐ第4位です。膵がんは罹患者数と死亡者数の差が小さいことから「難治性のがんの代表」とされています。

🎗 膵臓の機能と膵腫瘍の種類

膵臓は、上腹部の「胃の裏側」にあって、患者さんから見て右は十二指腸に、左は脾臓に接しています。膵頭部では厚みが2.5～3cmですが、尾部では厚みが1～1.5cmで、重さは70～100gほどの、比較的柔らかい臓器です（**図1**）。

膵臓には血液中にホルモン（内分泌ホルモン）を送り込む内分泌組織と、膵管を介して十二指腸に消化液を流す外分泌組織（腺房組織）があります（**図2A～C**）。

膵臓が作っている内分泌ホルモンの代表的なものとしては、血糖を下げる「インスリン」や、胃酸の分泌を促進させる「ガストリン」などがあります。消化液に含まれる膵外分泌酵素には、食べたものの糖質（澱粉）を分解する「アミラーゼ」、タンパク質を分解する「トリプシン」や「エラスターゼ」、脂肪を分解する「リパーゼ」などがあります。

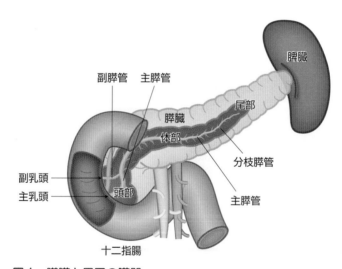

図1　膵臓と周囲の臓器

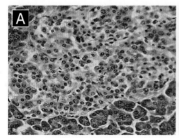 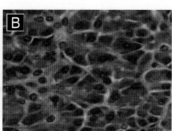 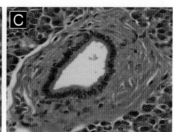

図2　膵臓の組織（顕微鏡像）
A：内分泌組織、B：腺房組織、C：膵管組織

このように、膵臓は生命活動の維持に重要な働きを担っているのです。

膵臓にできる腫瘍には、内分泌細胞から発生する「内分泌細胞がん」、腺房細胞から発生する「腺房細胞がん」、膵管上皮細胞から発生する「浸潤性膵管がん」や「膵管内乳頭粘液性腫瘍（IPMN）」などがあります（図3A〜D）。

中でも最も多いのが浸潤性膵管がん（図3C：矢印）で、一般的にいう「膵がん」はこれに相当します。

膵がんはがんが増殖して周囲に広がっていこうとする力（浸潤性）が強く、また周囲の組織を硬くする性質があることから（図3C：＊印）、"しこり"を形成するという特徴があります。

同じ膵臓にできる腫瘍でも、腫瘍細胞が密に存在する内分泌細胞がんや腺房細胞がん、線維の中に散らばるように存在する膵がん、粘液を産生しながら増殖しのう胞を形成するIPMNと、CTやMRIなどの画像で見たときの特徴はそれぞれ異なります（図4A〜D）。

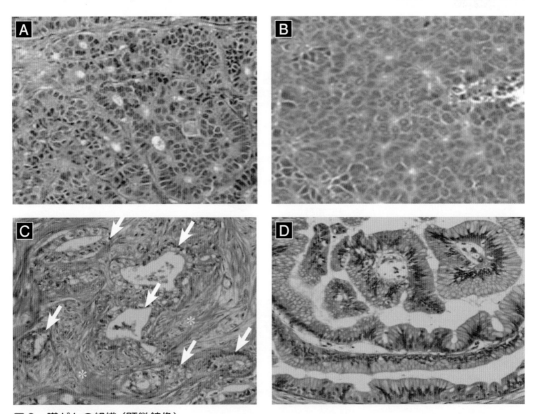

図3　膵がんの組織（顕微鏡像）
A：内分泌細胞がん、B：腺房細胞がん、C：浸潤性膵管がん（矢印：がん細胞、＊：線維組織）、D：IPMN

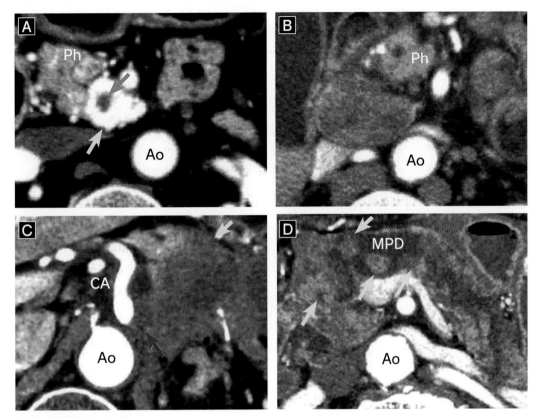

図4 膵腫瘍のCT像

A：内分泌腫瘍 NET G2、25mm、中心部壊死（青矢印）、B：腺房細胞がん35mm、C：浸潤性膵管がん40mm、腹腔動脈（CA）起始部に浸潤（赤矢印）、D：IPMN〔膵管内乳頭粘液性腫瘍（がん）〕
黄色矢印は腫瘍部分を示す（A〜D）、Ao：大動脈、Ph：膵頭部、MPD：主膵管

膵がんの進展

　すでに述べた通り、"組織"として見たときの膵がんの特徴として、「がん細胞の周囲に線維が発生して硬くなる点＝しこり」があげられます。そのため、抗がん剤ががん細胞に到達しにくいのではないか、と考えられています。

　膵臓の内部には多数のリンパ管や血管があります。そのため、組織に浸み込んでいきやすい性質の膵がんは、高い確率でリンパ管や静脈への浸潤（**図5A**）とリンパ節への転移（**図5B**）が起こります。

　また、膵臓の後ろ側には神経叢と呼ばれる神経の束が多数存在することもあり、神経の周囲に広がっていく（**図5C**）ことが多いのも膵がんの特徴の一つです。

　胃や大腸には筋肉の層がありますが、膵臓にはありません。つまり、がん細胞に対する防波堤がないため、膵管に発生したがん細胞は膵臓の内外へと容易に広がっていくのです。

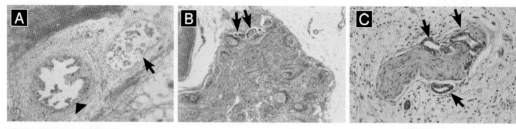

図5　膵がんの浸潤像
A：静脈浸潤 (矢頭) とリンパ管浸潤 (矢印)、B：リンパ節転移 (矢印)、C：神経周囲浸潤 (矢印)

　　膵臓の周囲には、消化管 (胃、十二指腸、大腸など)、動脈 (総肝動脈、腹腔動脈、上腸間膜動脈) や静脈 (大静脈など)、門脈系 (門脈、上腸間膜静脈や脾静脈など) があるため、がんが大きくなるにつれ、これらの臓器に広がっていく危険性は高まります。

　　診断時の画像検査で、主要な動脈 (総肝動脈、腹腔動脈、上腸間膜動脈) の周囲に半周以上がんが接していると判断されたときや、肝転移などの遠隔転移があるときには、手術による膵切除は不可能となり、化学 (放射線) 療法が勧められることになります (103ページ参照→Q4-1 図2A〜E)。

　　早期でみつけて、手術によってがんを切除することが根治につながる唯一の治療法ですが、こうした悪性度の高さから、現在診断される膵がんの中で「手術適応」となるのは約3割にとどまっており、また手術ができたとしても再発する確率は低くないのが実情です。

膵がんの危険因子 (リスクファクター)

　　これまでの研究で、膵がんになるリスクを高める「危険因子 (リスクファクター)」がいくつか報告されているので紹介します。

　　危険因子には「家族歴」や「遺伝因子」、「生活習慣」や「生活習慣に関連する疾患」、「膵臓の病気」や「膵臓の画像所見」などがあります。

　　生活習慣に関連するリスクは個人の努力によってある程度は変えられるため、家族歴や遺伝性リスク、膵臓の病気などの危険因子がある人は、上手にコントロールすることをお勧めします。

（1）家族歴

　　血縁者の中に膵がんを経験した人が多数いる方は、膵がんのリスクが高いことがわかっています。第一度近親者（親、兄弟姉妹、子）に膵がんになった人が2人以上いる家系を「家族性膵がん家系」と呼びますが、そのような家系で第一度近親者に1人の膵がん患者がいる方が膵がんにかかるリスクは、そうでない方と比べて「4.5倍」、2人なら「6.4倍」、3人以上だと「32倍」に跳ね上がることが報告されています。

　　一方、家族性膵がん家系でなければ、第一度近親者に1人の膵がん患者がいても、その人が膵がんになるリスクは「2倍以下」にとどまります（「家族性膵がん家系」については**表**を参照。）。

（2）遺伝性リスク

　　膵がんのリスクを高める「遺伝性腫瘍症候群」がいくつかあります。

　　遺伝性腫瘍の多くは性別に関係なく2分の1の確率で親から子へリスクが遺伝する常染色体顕性（優性）の遺伝形式です（**図6**）。遺伝子変異（バリアント）が受け継

表　膵がんの危険因子

因　子		膵がんのリスクレベル
家族歴	膵がんの家族歴 家族性膵がん家系	第一度近親者に膵がん症例1人：1.5〜1.7倍 第一度近親者に膵がん症例1人：4.5倍、2人：6.4倍、3人以上：32倍
遺伝性	遺伝性膵がん症候群	Q1-3を参照（→19ページ）
生活習慣	喫　煙 飲　酒	1.7〜1.8倍（喫煙本数と相関） 1.1〜1.3倍（アルコール摂取24〜50g/日）
	糖尿病 肥　満	1.7〜1.9倍（発症1年未満：5.4倍、2年以後：1.5〜1.6倍） 1.3〜1.4倍（国内男性では1.7倍）
膵疾患・ 膵画像所見	慢性膵炎 IPMN 膵のう胞 膵管拡張	13.3〜16.2倍（特に診断2年以内のリスクが高い） 分枝型IPMNで膵がん発生の年率1.1〜3.0％ 3.0〜22.5倍 6.4倍（主膵管径：2.5mm以上）
その他	胆石・胆のう摘出術 血液型 感染症	胆石：1.7倍、胆のう摘出術：1.3倍 O型以外はO型の1.9倍 ピロリ菌：1.4倍、B型肝炎：1.6〜5.7倍、C型肝炎：1.5倍

※第一度近親者に2人以上の膵がん罹患者がいる場合を家族性膵がんといい、その膵がん症例の第一度近親者を意味する。

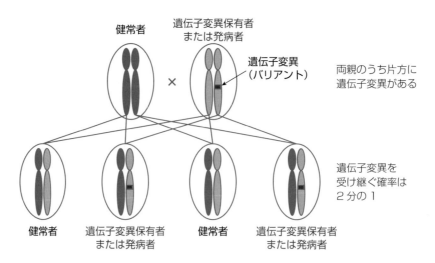

図6　常染色体顕性（優性）遺伝形式

ヒトの細胞の一つひとつには、22対の常染色体と1対の性染色体が存在し、その中には合計約2万個の遺伝子が含まれています。1対というのは、父由来と母由来の1本ずつの染色体を意味します。遺伝性腫瘍に関与する遺伝子はほとんどが常染色体に存在します。

図は両親のうちどちらかが遺伝子変異（バリアント）のある染色体を1本持っている例で、この場合は子どもがバリアントのある染色体を受け継ぐ確率は2分の1です。

「遺伝性腫瘍症候群」の多くは病的なバリアントのある染色体を1本受け継ぐことで発がんのリスクが遺伝する「顕性（優性）遺伝」形式です。

がれると必ず発がんするわけではなく、膵がんが発生する頻度は遺伝性腫瘍の種類によって大きな差があります（19ページ参照→ Q1-3）。

（3）喫煙

　　一般にすべてのがんの30％は喫煙が原因といわれ、膵がんでも1.7〜1.8倍のリスクがあります。リスクレベルは喫煙量（本数×期間）に相関するといわれ、禁煙するとリスクは徐々に低下しますが、非喫煙者と同レベルに至るまでには約20年かかるといわれています。

（4）飲酒

　　慢性膵炎は膵がんの危険因子です。そして、慢性膵炎の原因として最も多いのが「アルコール」です。

　　1日のアルコール摂取量が24〜50g以上の飲酒家の場合、お酒を飲まない人と比べたときの慢性膵炎になるリスクは1.1〜1.3倍ですが、飲酒量がそれ以下ならリスクを上げるとはいわれていません。つまり、「適量」ならよいですが「飲み過ぎ」

は危険、ということです。

　なお、純アルコール量換算式 (g) は

お酒の量 (mL) ×〔アルコール度数 (%) ÷100〕× 0.8

です。

　たとえば、純アルコール20gはアルコール5％のビールで500mL（500mL × 0.05 × 0.8）、12.5％のワインなら200mLです。

(5) 糖尿病

　糖尿病が発症してから2年以内で膵がんが発見されることが多いとされており、特に発症して1年未満では注意が必要です。

　また、コントロールできていた血糖値が急に上昇したときにも膵がんが発見されることが多いとされています。

(6) 肥満

　身長と体重から計算される「Body Mass Index（ＢＭＩ ＝肥満指数）」が30kg/m^{2}以上になると「肥満」と定義されます。海外では肥満による膵がんのリスクは1.3〜1.4倍としていますが、同じBMIの日本の肥満男性の膵がんリスクは1.7倍と、さらに高まります。特に20代の肥満男性は「3.5倍」まで上昇するので注意が必要です。

(7) 慢性膵炎

　慢性膵炎とは、膵臓にできた炎症が長く続くことで、細胞が破壊されて線維化（ケロイドのような傷あと）を起こし、膵臓が硬くなってしまう病気です。膵臓本来の機能が失われて、糖尿病や、消化吸収機能の障害を起こしやすくなります。

　すでに触れたとおり、慢性膵炎の原因の多くは「飲酒」です。

(8) 膵管内乳頭粘液性腫瘍（IPMN）

　IPMNは膵管（膵液の流れる管）の内部に乳頭状に増殖する腫瘍のこと。この腫瘍は粘液を出すため、画像検査をするとのう胞（液体の溜まった袋）が見えたり、膵管が拡張したような病変が見えるのが特徴です。

　IPMNは小さなうちは良性ですが、ゆっくりと増殖して、のう胞の中にこぶができたり、主膵管が1cm程度まで広がると悪性になっている確率が高くなります（図4D）。

また、IPMNがある人は、膵臓内の他の部位に膵がんが発生する率が高まります（年率：0.2〜1.1%）。

(9) 膵のう胞・膵管拡張などの膵画像所見

膵体部で2.5mm以上の膵管拡張や、IPMNとは言い切れない膵のう胞も膵がんリスクとされ、検診（けんしん）などでみつかったときには要注意とされます。

最近では、CTなどで膵臓の一部が薄くなっているように見えるとき（限局性膵萎縮）も、注意すべきとされています。

MEMO

膵がんになるとどんな症状が現れますか？

　膵臓は後腹膜（こうふくまく）の中にある臓器の一つで胃の後ろ側にあるため、超音波検査で全体を観察することが難しい臓器です。そのため膵臓に起きるがんは、症状のない早い段階で発見することが難しいとされています。

　膵がんにはさまざまな症状がありますが（**表**）、最も多い症状が腹痛です。がんによって膵管（膵液の流れる管）が狭くなるので、膵液の流れが悪くなって膵臓自体に炎症が起きたり、がんがお腹の神経を巻き込むことで強い腹痛を起こすこともあります。

　また、膵がんになると、膵液が出なくなることがあります。膵液には食べた物を溶かす「消化酵素（こうそ）」が含まれているので、食べた物を消化吸収できなくなり、体重の減少や下痢を起こすことがあります。

　同様の理由から、この状況で血液検査をすると、アミラーゼやリパーゼ、エラスターゼといった膵酵素の上昇が認められます。

　膵がんになると、腹痛のため食事が摂れなくなることでも、体重が著しく落ちていくことがあります。また、膵がんによって膵臓から分泌（ぶんぴつ）されるインスリンなどのホルモンが減少するため、糖尿病を発症したり、悪化したりすることがあります。そのため、空腹時血糖や過去の血糖の推移を示すHbA1c（ヘモグロビンエーワンシー）の値が高くなります。血糖などの異常を指摘されたときは、糖尿病の治療だけではなく、膵臓の状態を調べることをお勧めします。まずは糖尿病の主治医に相談し、そこで対応が難しい場合は、診療科として「消化器内科」がある病院を紹介してもらうとよいでしょう。

　膵頭部に膵がんができると、近くを走行する胆管（たんかん）（胆汁（たんじゅう）の流れる管）が狭くなったり、詰まるなどして胆汁が流れにくくなることがあります。そうなると、皮膚や目の白い部分が黄色くなる黄疸（おうだん）という症状が現れます。胆汁が十二指腸に流れなくなると、白色便といって人便の色が白っぽくなり、胆管の下流が狭まって上流が拡張すると、黄疸に加えて腹痛を起こすこともあります。さらに、胆管に細菌が入ると炎症が起きて、熱が出ることもあります。

　膵がんになると、血液検査でビリルビン、AST、ALT、ALP、γ-GTPなど肝

機能の異常や、白血球数の増加、CRPの上昇など、炎症反応を示す数値が高まることがあります。

膵がんは周囲の臓器に広がりやすく、消化管を狭くするため腸閉塞（へいそく）を起こすこともあります。腸閉塞になると食べ物が流れなくなるため、詰まっているところよりも口側の消化管が拡張します。その結果、腹痛や腹部膨満（ぼうまん）、便秘、下痢、体重減少などの症状が現れることになります。

膵がんは転移（てんい）しやすく、転移した臓器によってさまざまな症状が起きることになります。なかでも最も転移しやすい臓器が肝臓で、転移すると黄疸や肝機能障害などが現れます。

また、肺にも転移することがあり、うまく呼吸ができなくなって血液中の酸素濃度が低下し、息が苦しくなることもあります。

骨に転移することもあります。骨に転移すると、転移した部分の骨が痛みを起こしたり、骨折しやすくなります。

お腹の臓器は腹膜という膜に包まれています。この腹膜は、常に膜の外と内側で水分（体液）のやりとりをすることで、お腹の臓器に適度な潤いが保たれる仕組みになっているのです。

ところが、膵がんのがん細胞が腹膜に転移すると、腹膜による水分の透過が一方向になるため、お腹の中に水が溜まっていきます。これを「腹水（ふくすい）」と呼び、膵がんの特徴的な症状の一つといえます。

腹水が溜まるとお腹が膨らんで苦しくなります。同様に、肺などの胸部の臓器を包む胸膜（きょうまく）にがん細胞が転移すると、胸水が溜まって呼吸が苦しくなることもあります。膵がんの影響で栄養の摂取が難しくなると、血液の中のタンパク量が減って、腹水や胸水などの症状がさらに悪化することがあります（**198ページ参照→Q6-2**）。

表　膵がん患者さんに多い症状

症状	％
腹痛	78〜82
食欲不振	64
腹部膨満感	62
黄疸・白色便	56〜80
体重減少	66〜84
背部痛	48
その他（呼吸困難、疼痛、下痢、便秘、発熱など）	－

Q 1-3 膵がんは遺伝するのでしょうか？

　決して多くはありませんが、膵がんになりやすい体質が遺伝することが、稀にあります。**表**にあげたいくつかの遺伝性腫瘍は、膵がんやその他の腫瘍の発生リスクを高めることがわかっています。これら遺伝性腫瘍の多くは「常染色体顕性（優性）遺伝」といって、親から子へ2分の1の確率で遺伝します（8ページ参照→Q1-1）。

　膵がんに関連する遺伝子変異を持つ人は、がんのリスクを下げる生活習慣（禁煙、運動、肥満の改善など）が推奨されます。

　また、家族歴なども加味して遺伝性リスクを検討し、その結果「リスクが高い」と判断された人には「膵サーベイランス（232ページ用語集参照）」といって、少しでも早く膵がんをみつけるための定期検査を受けることが推奨されています。

膵がんのリスクが高い遺伝性腫瘍と関連遺伝子

　すでに触れたとおり、いくつかの遺伝性腫瘍の人は、膵がんのリスクが上昇することが報告されています（**表**）。

　口唇の色素斑や消化管ポリープが特徴的な「ポイツ・ジェガース症候群」、家系内に若い膵炎患者が多い「遺伝性膵炎」、皮膚にホクロや黒色腫が多発する「家族性異型多発母斑黒色腫」は膵がんリスクがとても高いとされていますが、一般人口におけるこれら遺伝性腫瘍症候群の頻度は数万〜30万人に1人と非常に稀です。

　一方で、遺伝性乳がん卵巣がんやリンチ症候群は400〜500人に1人の頻度と報告されていますが、これらの患者さんが生涯に膵がんを発症するリスクは2〜7％です（ちなみに、2018年のがん統計では、日本人の膵がん生涯リスクは男女共に2.6％です）。ですので、これら遺伝性腫瘍症候群においては第一度近親者に1人以上膵がん患者がいる場合に膵サーベイランスが推奨されています。

　膵がん症例の中で最も多い遺伝性腫瘍は遺伝性乳がん卵巣がん〔*BRCA*遺伝子変異（232ページ用語集「がん抑制遺伝子」参照）〕で、膵がん全体の4〜6％に認められますが、その他の遺伝性腫瘍は非常に稀です。

表　膵がんに関連する遺伝性腫瘍症候群

疾患	遺伝子	がんの生涯発生リスク[1]		膵サーベイランスの推奨
		膵がん	その他のがん種	
ポイツ・ジェガース症候群	*STK11*	11〜29%	大腸がん：58%	あり
遺伝性膵炎	*PRSS1*	23〜44%	―	あり
家族性異型多発母斑黒色腫	*CDKN2A*	17%	黒色腫：58〜92%	あり
遺伝性乳がん卵巣がん	*BRCA1/2*	2〜7%[2]	乳がん：45〜80% 卵巣がん：15〜40%	条件付き[3]
リンチ症候群	*MMR*	4%	大腸がん：50〜80%	条件付き[3]

[1]　70〜75歳までの発がんリスク。

[2]　国内で *BRCA1* 変異保有者も *BRCA2* 変異保有者とほぼ同等の膵がんリスクが報告されていますが（Momozawa Y. JAMA Oncol. 2022；8：871）、海外の多くの報告では *BRCA1* 変異保有者の膵がんリスクは低いとされています。

[3]　*BRCA2* や *MMR*（ミスマッチ修復）遺伝子の変異を持つ人では、第一度近親者に1人以上の膵がん患者がいる場合に膵サーベイランスが推奨されています。

遺伝カウンセリングと遺伝子検査

　「家族にがんが多くて心配なので、遺伝ではないか調べて欲しい」という悩みをお持ちの方は、専門施設でカウンセリングと遺伝子検査（ここで用いる「遺伝子検査」は専門的には「遺伝学的検査」と呼ばれています）を受けることができます（「認定遺伝カウンセラーを探す」を参照してください）。

　家族歴や既往歴などから、疑われる遺伝性腫瘍が1つ、あるいはごく少数に限定される場合もありますが、逆に多くの遺伝性腫瘍が考えられることもあります。

　検査費用は、調べる遺伝子の種類や数にもよりますが、自費診療で数万〜30万円程度です。また、すでに遺伝性腫瘍が診断されている方の血縁者の検査は、自費診療でも1〜3万円程度で受けられます。

　これら遺伝子検査の一部は、がん患者さんに対して保険診療で行われているがん遺伝子パネル検査（124〜324遺伝子を網羅的に解析する検査）やコンパニオン診断（232ページ用語集参照）（PARP阻害薬が効くかどうかをみるための *BRCA* 遺伝子検査）に含まれているものもあるので、事前に担当医やカウンセラーとよく相談してから決めることをお勧めします（42ページ参照→Q2-6）。

　遺伝子検査や遺伝カウンセリングは、がんゲノム医療拠点病院や連携病院で受けられますが、電話や受付で事前に確認しておくほうがよいでしょう。

遺伝子変異保有者のサーベイランス

　　がんのリスクが高くなる遺伝子変異がみつかったときに、まず実践してほしいのは、生活習慣面のリスクを下げる取り組みです。喫煙や肥満はいくつかのがんのリスクを上げることがわかっているので、禁煙と日常的な運動、食事コントロールが重要です。

　　また、遺伝子変異によってがんのリスクが上昇する臓器に対して、サーベイランス（定期検査）も勧められますが、膵臓のサーベイランスは膵がんの生涯発生リスクが5％以上の人に推奨されています（**表**）。

　　しかし、膵臓のサーベイランスは、症状や画像所見など「膵がんが疑われる状況」でなければ保険診療で受けることができません。気になる人は、専門施設（日本膵臓学会認定指導施設など）に相談してみてください。

「認定遺伝カウンセラーを探す」
日本認定遺伝カウンセラー協会
https://jacgc.jp/search/index.html

「がんゲノム医療中核拠点病院・拠点病院・連携病院について」
がんゲノム医療とがん遺伝子パネル検査（C-CAT）
国立がん研究センター　がんゲノム情報管理センター
https://for-patients.c-cat.ncc.go.jp/hospital_list/

「日本膵臓学会認定指導医制度　指導施設一覧」
日本膵臓学会
http://www.suizou.org/template/license_list.tmp

第2章

膵がんがわかるまで

（膵がんの診断に必要な検査）

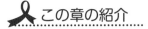 この章の紹介

治療の第一歩は「正しい診断を受けること」です。
膵がんの診断までの流れを紹介します。

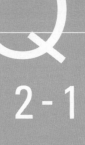

人間ドックや検診で膵臓を調べることはできますか？ また異常がみつかったら、どうしたらよいでしょうか？

　施設や選んだコースによって異なりますが、人間ドックや検診(けんしん)で膵臓を調べることができます。通常は超音波検査を主体としたものとなりますが、オプションでＣＴ(シーティー)やＭＲＩ(エムアールアイ)（ＭＲＣＰ(エムアールシーピー)）検査を選ぶこともできます。

　では、膵がんを早期にみつけるためにどうすればよいのでしょうか。また、どんな所見が異常であり、異常がみつかったらどうすればよいのでしょう。

　膵がんは、あらゆるがんの中で最も予後（病気の経過についての医学的な見通し）が悪いがんです。その理由の一つとして、膵がんは診断の時点で約6〜7割が切除できない「進行した状態」で発見されることがあげられます。そのため膵がんは、できるかぎり「早い段階」で発見することが重要なのです。そのためには、どうすればよいのでしょう。

医療機関を受診するきっかけと体の症状

　膵がん患者さんが医療機関を受診するきっかけをみてみましょう。

　腹痛や背部痛などの症状や、採血でみつかる膵酵素(こうそ)や腫瘍(しゅよう)マーカーの上昇、画像検査でみつかった何らかの異常、他の病気の経過観察中に偶然みつかる異常などがあげられます。

　膵酵素とは、膵臓から分泌(ぶんぴつ)される消化酵素（アミラーゼやエラスターゼ、リパーゼなど）のことで、食物を消化・分解する働きをしています。膵がんのほとんどは膵管の上皮(じょうひ)（内側の壁）から発生します。膵がんが大きくなってくると膵管が狭くなり、消化酵素を含む膵液の流れが滞ります。すると、停滞した膵液に含まれている膵酵素が血液内に漏れ出すため、血液中の膵酵素の割合が上昇するのです。

　また腫瘍マーカーとは、腫瘍が作り出す物質のことで、腫瘍があるかどうかの目印になるものです。画像検査での異常とは、腹部超音波やCT、MRI（MRCP）で膵がんそのものや膵管拡張、膵のう胞、胆管(たんかん)拡張などがみつかることを指します。

　膵がんが発見されるきっかけは、「症状によるもの」が50.8％と最も多く、「健康

診断での異常（15.9％）」「集団検診後の精密検査（10.5％）」「糖尿病の悪化（5.7％）」と続きます。

　症状としては、腹痛、背部痛、黄疸、体重減少が多くみられます（**17ページ参照→Q1-2**）。

　一方、比較的予後がよい早期に発見された膵がんではどうでしょう。

　発見のきっかけは、「他の病気で経過観察中に異常を指摘されたこと」が全体の約半数にあたる53.5％と一番多く、次に「症状によるもの（23.9％）」「検診での異常の指摘（17％）」と続きます。つまり、早期の膵がんの約8割が「無症状」ということになるのです。

　こうしたことからも、早期で膵がんを発見するには、症状が出てから医療機関を受診するのではなく、症状が出る前に採血や腹部超音波、CT、MRI（MRCP）など、何らかの画像検査を定期的に受けて、腫瘍や膵管拡張、膵のう胞、胆管拡張などの「膵がんが疑われる異常を発見すること」が大事なのです。

　そのためには、健康診断や検診、人間ドックの果たす役割が大きいといえるでしょう。

早期発見に健康診断、検診、人間ドックを活用する

　健康診断、検診、人間ドックの違いをご存じでしょうか。

　健康診断とは、診察および採血など、いくつかの法律（労働安全衛生法、学校保健安全法、健康保険法など）で決められた検査によって健康状態を調べること。健康の維持や病気の予防、さらにはさまざまな病気の早期発見に役立てるものです。健診、健康診断（診査）とも呼ばれ、一般的な健康状態の確認や、病気の発見につなげることを目的としています。

　同じ読み方の「検診」は、特定の病気をみつけることを目的とした検査です。膵がんの発見を目的としている場合には「膵がん検診」、肺がんをみつける検診は「肺がん検診」となります。

　一方、全身を対象にした細かい検査で、さまざまな疾患の早期発見を目的としたものは、船舶のオーバーホール施設になぞらえて「人間ドック」と呼ばれています。

　これらのうちどれを選ぶかは、市区町村などの公的なものかどうか、働いている企業の支援体制、さらには費用面での条件によっても変わってきます。

　費用はいずれも**保険適用外（234ページ用語集参照）**です。

　ただし定期健診は法定義務のため、企業に勤めている人はその企業が負担するこ

とが多く、個人事業主など「それ以外」の人は、各自が負担することになります。この場合の検査費用は施設によって異なりますが、5,000〜15,000円前後に設定しているところが多いようです。

40歳以上になると「特定健診」と呼ばれる生活習慣病に関する無料の健診を、お住まいの地域の医療施設で受けられる制度もあります。

この検査は人間ドックに比べると検査項目が限られますが、数百円程度の自己負担で胸部エックス線や腫瘍マーカー検査を追加することも可能です。

この点、人間ドックの費用は3〜6万円程度、がん検診も加えると10万円以上となることが一般的ですが、これも病院の規模や地域によって差があるので、事前に施設のホームページなどで確認するとよいでしょう。

膵がんを早期にみつけるための取り組み

膵がん患者さんが医療機関を受診するきっかけの割合をみると、「健康診断で異常がみつかったため」が15.9％を占め、これを「早期の膵がん」に限定してみると、「検診で異常がみつかったから」が17％となっています。このことからも、健診、検診、人間ドックなどで膵臓を調べることには意義がある、といえるでしょう。そしてこれらの機関で、膵がんを疑う異常所見や検査結果を拾い上げる仕組みを構築していくことが社会的にも求められています。

また、膵がんを早期でみつけるには、超音波内視鏡（EUS）が有用であるという報告もあり、膵がんの早期発見に特化した検診センターの整備や、腹部超音波、CT、MRI（MRCP）、EUSなど、より精密な検査コースを組んでいくこと、膵がんのリスクとなる因子〔危険因子（リスクファクター）〕（8ページ参照→Q1-1）を丁寧に拾い上げて、丹念に経過を追っていくことが求められます。こうした取り組みは、すでに一部の地域で始まっていて、今後の全国的な普及拡大が望まれます（46ページ参照→コラム1）。

膵がんの危険因子とは、家族歴や既往歴、喫煙などの嗜好、糖尿病や慢性膵炎、膵のう胞や膵管内乳頭粘液性腫瘍（IPMN）など。これら危険因子がある場合には、拾い上げも含めて積極的に腹部超音波やCT、MRI（MRCP）、EUSなどの画像検査を受けることが勧められます。

健診・検診・人間ドックで膵がんが疑われる異常がみつかったら、早期に膵がんを発見するために、できるだけ早く各地域の中核病院（専門的で高度な医療機能を持っている地域の拠点病院）を受診し、詳しい検査をすることが重要です（28ペー

ジ参照→Q2-2)。

　また「かかりつけ医」がいる人は、そこから中核病院へ紹介してもらうことも可能です。将来的には地域的な病診連携（234ページ用語集参照）システム（病院と診療所の連携制度）や膵がん早期発見システムの構築により、健診・検診・人間ドックやかかりつけ医、さらには中核病院との相互の協力体制により、膵がんの疑いのある患者さんが、スムーズに受診できる環境の整備が期待されています（46ページ参照→コラム1）。

MEMO

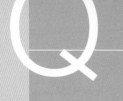

2-2 膵がんかどうか調べるための検査について教えてください。

膵がんを診断するために行う主な検査として、血液検査、画像検査、病理検査があります（234ページ用語集「バイオマーカー」参照）。膵がんのリスクが高い人、症状や血液検査などで膵がんが疑われる人には、画像検査や病理検査が勧められます。

🎗 血液検査

以下のような血液検査で膵がんを疑う異常があるときは、次に行う画像検査や病理検査によって膵がんかどうかを調べることができます。

（1）膵酵素

膵臓は、食べ物を消化する膵液を分泌していて、膵液には炭水化物、脂肪、タンパク質を分解する膵酵素が含まれています。代表的な膵酵素としてアミラーゼ、リパーゼ、エラスターゼ、トリプシンなどがあり、急性膵炎や慢性膵炎の人は、血液中の膵酵素の値が高くなります。

膵がんの人は、膵管狭窄（狭くなること）によって膵炎を引き起こすことがあり、これらの血中膵酵素値が高くなることがあります。ただ、通常の膵炎でも血中膵酵素値は高くなるため、この数値が高いと必ず膵がんがある、ということではありません。

（2）腫瘍マーカー

腫瘍マーカーとは、がんが作っている特有のタンパクのこと。がんがあると、そのタンパクの血中濃度が高くなります。

膵がんの代表的な腫瘍マーカーには、ＣＡ１９-９、SPAN-1、DUPAN-2、ＣＥＡ、ＣＡ５０などがあります。膵がんの人でこれらのマーカーの値が高くなる割合は、CA19-9が70〜80％、SPan-1が70〜80％、DUPAN-2が50〜60％、CEA

が30〜60％、CA50が60％といわれています。

腫瘍マーカーは、進行がんを除くと、必ずしも高頻度で高くなるわけではないため、早期発見には適しません。しかし、膵がんの人の経過観察、予後予測、治療効果の予測には役立つと考えられています。

（3）糖尿病

膵がんになると、膵臓の働きが悪くなります。その結果、血糖値を調節しているインスリンというホルモンを作る働きが悪くなり、糖尿病を引き起こす危険性が高まります。

日本膵臓学会膵癌登録の報告では、膵がん患者のうち糖尿病を併せ持っている人の割合は25.9％と高く、糖尿病の人が膵がんになるリスクは一般の人と比べて約2倍とされています。

特に、糖尿病発症後1年未満の人が膵がんになるリスクは、糖尿病でない人と比べて5.4倍と非常に高いため、糖尿病と初めて診断された人や糖尿病が急に悪くなった人に、膵がんが発見されることが少なくありません。

♦ 画像検査

膵がんの診断に用いる主な画像検査は、腹部超音波（エコー）、CT、MRI、超音波内視鏡（EUS）です。これに加えて、PET検査（正確にはFDG-PETやCTと組み合わせてPET-CTなどと呼ばれることもありますが、いずれも基本的に同じ検査です）なども、膵がんの検出や診断に役立ちます。

重要なことは、どの検査にも長所と短所があり、膵臓の検査ではそれぞれの長所を活かしながら、いくつかの画像検査を組み合わせて進めていくということ。「この検査さえやっておけば大丈夫」というものではありません。

それぞれの画像検査の長所と短所を簡単にまとめました。撮られた画像は放射線科医師が画像に映っている異常の有無をチェックして主治医に伝え、それを元に追加する検査の必要性や適応などを考慮して、診断を進めていきます。

（1）腹部超音波検査

【長所】

他の画像検査と比べて検査機器が広く普及しており、比較的簡単に繰り返し検査を受けることができます。

【短所】

　被検者の体型や消化管に溜まったガスなどで死角が生じ、膵臓の一部しか見えないことがあり、また、検査を行う医師や技師の技術が検査精度に影響することがあります。

【解説】

　お腹にゼリーを塗って、"プローブ"と呼ばれる超音波を発する機械を体に当て、その"跳ね返り"の様子を画像にして調べる検査です（魚群探知機などと同じような仕組みです）。

　この超音波検査は多くの病院（総合病院のみでなく、消化器領域を診療している開業医などを含む）で比較的簡単に受けることができ、検診などで使われることもあります。

　内臓の検査としては最初に行われることが多く、5〜10分程度で終わります。またこの検査で使用される超音波は体に害はありません。

　膵臓の異常もみつけることができる検査で、実際に腹部の超音波検査をきっかけに膵がんが診断されることもあります。

　ただ、膵臓はお腹の奥の方にある臓器のため、ガスが溜まった胃や腸などは膵臓まで超音波が届かず、十分に膵臓全体を調べることができない場合があります。

(2) CT検査

【長所】

　膵臓を細かく輪切りにして観察することができ、膵臓全体を死角なく、検査することができます。

【短所】

　放射線に被ばくする点。多くの場合、造影剤という「検査のための薬」を注射してから検査を行うため、その副作用にも注意する必要があります。

【解説】

　体を"輪切り"にした画像を撮ることで、膵臓をくまなく検査することができます。

　また1〜2mm程度の幅で輪切りにして撮影できるので、細長い形をした膵臓を調べるのに適しています。

　膵臓をしっかり調べるときには「造影CT」という検査が必要になります。これは造影剤を注射してから行うCT検査のことで、造影剤が血管を通じて肝臓や膵臓などの臓器に届くことで腫瘍などをより鮮明に写し出すことができ、膵臓の精密検査

を行う際にはこの検査が必要になります。

　現在は膵臓の精密検査ではこの造影CTが最も頻繁に使用されていますが、前述のように短所もあります。一つはエックス線を用いた検査のため、放射線被ばくの問題がある点です。現在は撮影する機械の進化により被ばく量も少なくなり、年に数回のCT検査なら問題はありませんが、それでも注意は必要です。

　もう一つの問題点は、造影剤にヨードが含まれているため、ヨードのアレルギーや腎臓の機能が低い人は受けられないという点です。

　他にも、喘息や食べ物などへのアレルギーがある人も要注意です。

(3) MRI検査

【長所】

　膵臓を細かく、輪切りにして観察することができることに加え、後述する膵管や胆管もCTより細かく観察することができます。

【短所】

　検査に30分間程度と比較的長い時間を要し、超音波やCTと比べると普及台数が少ないため、予約が取りにくいことがあげられます。

　また、撮像機器によってはCT検査より狭いトンネル（「ガントリー」といいます）の中で検査を行うので"圧迫感"を覚えたり、閉所恐怖症で検査が中断することもあります。

【解説】

　CTと同じく体を画像上で"輪切り"にして調べる検査ですが、エックス線や造影剤を用いずに膵臓や腫瘍の画像を撮ることができます。

　特に、膵臓の中の管（膵管といって膵臓で作った膵液という液体を十二指腸に運ぶ管です）が腫瘍で詰まって、上流側が拡張するなどの異常の有無を調べるときに便利です。

　造影剤を使わなくても膵臓や膵管を詳しく観察できる利点を活かして、MRIによる膵がん検診を行う施設も徐々に増えてきています。

　なお、CTと同様に造影剤を使った「造影MRI検査」という精密検査もあります。こちらは「ヨード」ではなく「ガドリニウム」という薬剤を使うため、ガドリニウムへのアレルギーや喘息のある人、腎臓の機能が低い人は受けることができません。

(4) 超音波内視鏡（EUS）検査

　EUSは、内視鏡の先端に超音波（エコー）装置がついている医療機器です。胃カ

メラのように内視鏡を口から挿入し、消化管の中（内腔）から超音波を出して検査します。

体外からの超音波検査では、胃や腸の中の空気や腹壁、腹腔（お腹の中）の脂肪、骨が検査の妨げになることがありますが、EUSでは観察したい目的部位の近くから超音波を当てることができます。そのため、他の検査より詳細に膵臓を観察することができるのです。

EUSは膵がんをみつけるのに優れた検査技術で、特に他の検査ではみつけられないような小さな膵がんの発見や、みつけた腫瘍が良性か悪性かを判断するために不可欠な検査となっています。

病理検査

画像検査で膵がんが強く疑われる病変がみつかったときは、その病変にがん細胞があるかどうかを調べる「病理検査」が勧められます。

画像検査で膵臓に腫瘤（かたまり、しこり）がみられたときは、病理診断を行うことでそれががんか炎症（良性）かを正確に診断することができます。

CTやMRIなどの画像検査で膵がんかどうかの診断がつかない場合でも、病理診断を行うことで良性・悪性の診断ができるようになり、手術や抗がん剤などの治療方針を決定するための助けになります。

また、進行した膵がんに対して抗がん剤治療を行う際にも、がん細胞の種類に合わせた効果的な薬剤を選択するうえでも、病理診断が重要になります。

病理検査には、主にEUS下穿刺吸引法（EUS-FNA）、内視鏡的逆行性胆管膵管造影（ERCP）を用いた膵液細胞診が用いられます。どちらの検査も膵臓専門医のいる施設で受けることができます。

(1) EUS下穿刺吸引法（EUS-FNA）

EUS-FNAは、EUSを用いて胃や十二指腸から膵臓が観察できるため、EUS下に消化管を経由して膵臓の腫瘍に対して針を刺して吸引し、針の中に入った組織を採取する検査です（**図1**）。

鎮静剤を使用して眠った状態で行われる検査で、検査にかかる時間は約30分。2日程度の入院をして行われます。2010年から保険診療で行えるようになり、膵臓に腫瘍が認められる場合には、診断精度の高さからこの検査が第一選択となっています。

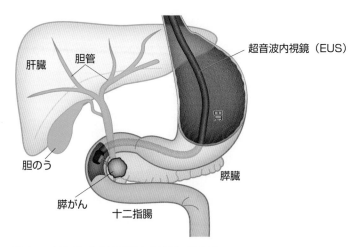

図1　EUS下穿刺吸引法（EUS-FNA）

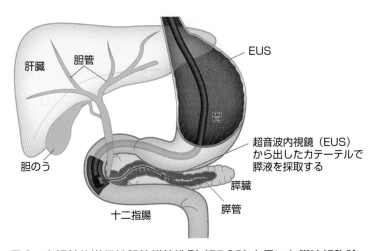

図2　内視鏡的逆行性胆管膵管造影（ERCP）を用いた膵液細胞診

（2）内視鏡的逆行性胆管膵管造影（ERCP）を用いた膵液細胞診

　内視鏡的逆行性胆管膵管造影（ERCP）を使い、膵管（膵液の流れる管）の中に細い管を挿入し膵液を採取する膵液細胞診です（**図2**）。

　こちらも鎮静剤を使って眠った状態で行われる検査で、所要時間は約15〜30分間です。入院を必要とします。

　膵管に入ったチューブの先端を鼻から出して、内視鏡検査後も膵液を集めることがありますが、その場合には数日間の入院が必要となります。EUS-FNAは膵臓内の腫瘍に対して行う検査ですが、腫瘍が小さく針を刺すことが難しいときや、腫瘍が見えず一部の膵管にだけ異常がある場合には、ERCPによる膵液細胞診で、早期の膵がんを診断することが可能です。

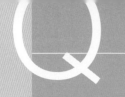

Q 2-3 膵がんの検査は安全ですか？ リスクはありませんか？

　膵がんの検査では、一般的な血液検査や画像検査（腹部エコー／ＣＴ／ＭＲＩ）に加えて、超音波内視鏡（EUS）や内視鏡的逆行性胆管膵管造影（ERCP）などの内視鏡を用いた検査が大いに役立ちます（28ページ参照→Q2-2）。

　また膵がんを正しく診断するために、画像検査だけではなく病理検査（膵組織生検や膵液細胞診）も併せて行うことが必要になりますが、EUSとERCPはどちらも、画像検査と病理検査の両方に大きな力を発揮します。

　EUSとERCPは、それぞれ専用の内視鏡機器を用いて行われる検査です。

　EUSは通常外来で行われますが、ERCPはときに重篤な偶発症（検査によって引き起こされる別の病気）発生の危険性があるため、入院のうえ、偶発症にも十分な対処が可能な専門施設で行われます。

外来で行われる内視鏡検査

（1）超音波内視鏡（EUS）

　EUSは、偶発症の発生率が通常の上部消化管内視鏡検査（胃カメラ）と大差なく、比較的安全に施行可能な検査です。そのため、外来で受けていただくことができます。

　「消化器内視鏡関連の偶発症に関する第6回全国調査報告」によると、EUSに併発する偶発症の発生率は0.042％で、偶発症の項目には内視鏡操作による出血や穿孔（消化管に穴が開いてしまう事故）が少数例報告されていました。

　EUSの内視鏡は通常の「胃カメラ」より直径が太く、また先端には超音波装置（硬性部）が装着されて硬いため、検査後の数日間は喉に違和感が残ることがあります。

　また検査には通常20〜30分ほどかかりますので、一般的には鎮静剤で眠った状態で行われます。鎮静剤により、検査後にも「ふらつき」が残ることがありますので、検査当日の車や自転車の運転、激しい運動などは控えてもらうことになります。

入院で行われる内視鏡検査

(1) 内視鏡的逆行性胆管膵管造影（ERCP）

　　ERCPは、膵管を直接造影することで詳細に膵管の状態を観察でき、併せて膵液を採取して行う「膵液細胞診」も可能な検査です。

　　膵管が部分的に狭くなる「膵管狭窄」などの異常を認めて、早期の膵がんの危険性が考えられるときには、ERCPが診断にとても有用な検査となります。

　　一方、ERCPは消化器内視鏡検査の中でも重篤な偶発症が起こり得る検査で、特に急性膵炎（ERCP後膵炎）の発症には注意が必要です。ERCP後膵炎が起きる頻度は、検査を受けた人のうちの3.1～5.4％程度と報告されています。

　　ERCP後膵炎が起こった場合には、通常の急性膵炎治療と同様に、絶食による膵臓の安静や、全身の血液量を維持するための十分な輸液投与を行います。重症化すると生命に関わることがありますので、ERCPは必ず専門施設に入院して行われます。

　　ERCPは、膵がんの検査としてとても有用な検査ですが、どんな目的で行われるのか、どんな偶発症が起こり得るのかを主治医からよく説明してもらい、十分に理解したうえで受けることが重要です（60ページ参照→Q3-3）。

(2) EUS下穿刺吸引法（EUS-FNA）

　　EUS-FNAは、EUSの「鉗子挿入口」から細い針を挿入し、胃や十二指腸から膵臓の組織を取ってくる検査法です（33ページ参照→Q2-2 図1）。精度の高い診断ができることから、膵がんの病理検査の第一選択に位置づけられています。

　　EUS-FNAの偶発症には、針を刺すことに伴う出血や穿孔、感染、膵炎などがありますが、偶発症の発生率はどれも1％未満であり、比較的安全に行うことが可能な検査と考えられています。

　　近年もう一つの偶発症として、針を通じた「播種」（周囲の臓器に腫瘍細胞が散らばること）の危険性が報告されています。2022年に報告された全国調査では、こうしたEUS-FNAによる播種の発生率は0.409％でした。

　　EUS-FNAを外来で施行するか入院で施行するかについては施設によって異なりますが、膵臓などの消化管外病変に穿刺する際には、1～2泊の入院で行われることが一般的です。

「胆・膵内視鏡検査と治療」

＊EUSやERCPについてわかりやすく説明されています。

日本消化器内視鏡学会　https://www.jges.net/citizen/check-cure/no3-4

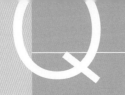

Q 2-4 検査の結果「経過観察」と言われました。どうしたらよいでしょうか？

「経過観察」とは、すぐに薬物治療や手術などを行う必要のある異常はみられないものの、定期的な受診が必要なときに使われる用語です。

医師から「経過観察」と言われて安心してしまう人もいますが、これは「問題なし」や「異常なし」という意味ではありません。経過観察とされたとき、どのように「観察」をするのか、そこで行われる画像検査の種類や「観察」の間隔などについて解説します。

どのような画像検査を用いて「経過観察」するのか？

膵臓の「経過観察」に用いる画像検査には、主に腹部超音波（エコー）、CT（シーティー）、MRI（エムアールアイ）、超音波内視鏡（EUS）（イーユーエス）があります（234ページ用語集「バイオマーカー」参照）。

この中で最も簡便で、患者さんに負担の少ない検査は腹部超音波です。腹部超音波検査は、検診（けんしん）や人間ドックでもよく用いられており、膵臓の画像検査として最初に行われることの多い検査です。

しかし、体型や腸のガスの重なりの程度によって、膵臓全体をきれいに写し出すことが難しい場合があります。そこで、より詳しく膵臓全体を評価する画像検査に、CTやMRIがあります。

CTやMRIは術者や撮影条件による変化が少ない検査なので、期間を空けて再度撮影した場合、画像を比較することで、変化をみることができます。

CTでは造影剤という薬剤を使うことで膵臓の細かな異常をみつけやすくなり、「経過観察」にもよく用いられています。しかし、造影剤は気管支喘息（ぜんそく）やヨードアレルギーのある人や、腎臓の悪い患者さんでは使用が難しい場合があります。

EUSも膵臓の画像検査として用いられますが、これは内視鏡の先端に超音波装置がついており、胃や腸の"壁越し"に膵臓の状態を観察する検査です。膵臓は胃や腸の近くにある臓器なので、画像の精度が高く、膵臓を細かく観察し、わずかな

異常を捉えることができます。

　ただし、EUSは内視鏡検査の一種なので、他の画像検査に比べると患者さんの受ける身体的な苦痛が大きくなります。「経過観察」を行う際に、毎回超音波内視鏡を用いる必要はないことも多いので、腹部超音波、CT、MRI、超音波内視鏡の4つの画像検査を、それぞれの患者さんに合わせて上手に組み合わせ、効率よく「経過観察」することが重要です（28ページ参照→Q2-2）。

👤 どのような間隔で「経過観察」するのか？

　「経過観察」とは、ある一定の期間をおいて画像検査を行うことで、病気の変化がないかどうかを調べることを意味しています。では、具体的な観察の間隔はどの程度がよいでしょうか。

　「観察」の間隔はそれぞれの患者さんの異常の程度により異なるので一概にはいえませんが、一般的に勧められている具体的な経過観察の間隔について示します。

　膵臓にみつかる異常の中で、「経過観察」となることの多い病気の一つに「膵のう胞」があります。膵のう胞は、膵臓の中にできる、内部に水成分や粘液成分を含んだ"袋状の病変"を指します。

　膵のう胞の多くは無症状で、近年は検診や人間ドックで行われる腹部超音波などで偶然みつかることが増えてきています。

　そんな膵のう胞の中で、頻繁にみつかるものとして、膵管内乳頭粘液性腫瘍（Intraductal Papillary Mucinous Neoplasm：IPMN）があります。IPMNは悪性化することもありますが、みつかった時点で悪性であることが疑われる「画像検査上の特徴」がみられなければ、定期的な経過観察をすることが提案（弱く推奨）されています。

　これは、IPMN自体が悪性化する危険性や、「IPMNの存在」が膵がんの危険因子となるため、放置することが好ましくないからです。

　経過観察の間隔について、図に一つの例をあげます。

　診断されてから3〜6カ月後にCTやMRIで「膵のう胞」の再検査を行い、その後はのう胞の大きさに応じて半年〜1年ごとに通院し、画像検査（腹部超音波、CT、MRI、EUS）を行います。

　ただし、経過観察の間隔やどの画像検査を用いるかなどの具体的な方法は、患者さんの状況によって少しずつ異なるため、実際にはそのつど主治医と相談しながら決めていくことになります。経過観察の期間中に膵のう胞が大きくなる、あるいは

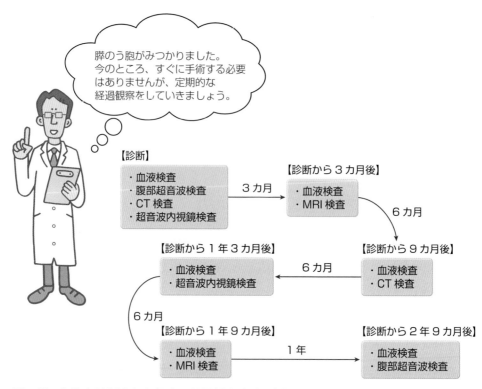

図　膵のう胞と診断された場合の経過観察方法の例

　腫瘍マーカーの値が上昇するなど、何かしらの変化がみられた場合には、観察の期間を短くしたり、より精密な画像検査であるEUSを追加で行い、悪性を疑う変化の有無を調べる必要があります。

　いつまで「経過観察」を続ければよいのかについては、現状では結論が出ていません。病気の状態は一人ひとり異なるので、主治医とよく相談する必要があります。心配な場合は膵臓疾患診療に関する総合的な知識や専門的技術をもつ日本膵臓学会の認定指導施設で相談してみるのもよいでしょう（57ページ参照→Q3-2）。

中核施設とかかりつけ医が協働する「経過観察」の地域連携システムとは？

　膵がんを早期に発見するには、かかりつけ医と中核施設がうまく連携して診療を行うことが大切であることが、広島県尾道市で展開されている「膵がん早期発見のための病診連携プロジェクト（尾道プロジェクト）」で明らかになってきました。

　このプロジェクトは、膵がんの危険因子をもつ患者さんに連携施設で腹部超音波

などの画像検査を行い、異常に応じて積極的に中核施設での二次検査を行うという取り組みです。この取り組みの結果、膵がん早期診断例の増加や膵がんの5年生存率が改善されるなど、患者にとってメリットとなる成績が報告されています。

　このような地域連携システムは、「尾道方式」と呼ばれ、大阪市北部や山梨県、三重県、和歌山県など多くの地域においても医療連携システムの中に取り入れられるようになってきました。

　「経過観察」において用いられる検査の中で、特にEUSは専門性の高い検査です。EUSを受けるには、地域連携システムを通じて、かかりつけ医から積極的に中核施設に紹介してもらう必要があります。膵がんの早期発見につながる可能性がありますので、患者さんがお住まいの地域においても、このような地域連携システムが構築されていないか、市区町村のホームページなどで確認してみてください。

　かかりつけ医と相談し、このような地域連携システムを利用することも、効率良く効果的な「経過観察」につながると考えられます（**46ページ参照→コラム1**）。

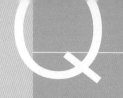

Q 2-5 血液・尿検査だけでは膵がんかどうかはわからないのでしょうか？

血液・尿検査だけで膵がんかどうかはわかりません。

膵がんと診断されるまでには、採血と画像検査や、細胞や組織検査など、いくつかの検査を受ける必要があります。詳しくは**Q2-2**（→**28ページ**）をご参照ください。

そこでここでは、現在日本で行われている、体になるべく負担のかからない検査項目について解説します。

腫瘍マーカー（血液検査）

人間ドックなどでも受けられる検査で、それぞれの腫瘍マーカーの膵がんをみつける確率は**表**の通り。いずれも2cm以下の早期の膵がんでの陽性率は60％未満なので、早期発見・診断には不向きといえます。

また、ＣＡ１９-９は最も普及している腫瘍マーカーですが、日本人の10％は遺伝的に体内でこのタンパクを作っていないため、たとえ膵がんがあっても上昇しないことがわかっています。

表　膵がんに対する主な腫瘍マーカー

腫瘍マーカー	基準値	膵がんでの陽性率	2cm以下の早期膵がんでの陽性率
CA19-9	37.0 U/mL 以下	70〜80 %	53.2 %
SPan-1	30.0 U/mL 以下	70〜80 %	50.7 %
DUPAN-2	150 U/mL 以下	50〜60 %	37.2 %
CEA	5.0 ng/mL 以下	30〜60 %	–
CA50	30.0 U/mL 以下	60 %	–

🎗 リキッドバイオプシー(血液検査)

　血液を採取するだけで測定できる、がん遺伝情報を調べる検査です。がん遺伝子パネル検査（**42ページ参照→Q2-6**）の際に行われる検査法で、その人の膵がんに効果がある可能性のある抗がん剤をみつけることができます。

　ただし、この検査で「膵がんかどうか」の診断はできません。

🎗 その他の検査 (採血、唾液、尿)

　唾液中や血液中の、特定のアミノ酸やタンパク質などの微量物質・RNAなどの遺伝物質・線虫などを用いる検査があるものの、いずれもまだ研究段階だったり、膵がん以外の疾患でも陽性となることから、膵がんを診断する手段としては確実ではありません。

　今後の研究・開発が期待されています。

◆画像検査について

　膵がんを診断するための主な画像検査には、腹部超音波、CT、MRI、超音波内視鏡（EUS）、PETなどがあります（**28ページ参照→Q2-2**）。

　腹部超音波は体への負担はほとんどありませんが、体型や胃腸の影響で膵臓が見えないことがあります。

　CT・PETは被ばくはしますが、最初に診断する際に一度受けるだけなら、被ばくによる副作用（皮膚や内臓への影響、発がんなど）の不安はほぼないといえます。

　MRIは体内にペースメーカーなどの金属が入っている人や、閉所恐怖症の人は受けることができません。

　EUSはがんの組織採取もできる検査法です。ただ、苦痛を伴うため、鎮静剤を使って眠った状態で行うことの多い検査です。

　いずれも長所と短所があります。採血や尿検査など「画像検査以外の検査」では、膵がんの診断を確定することが難しいため、複数の検査を状況に応じて組み合わせて受けることが必要なのです。

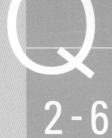
ゲノム検査、遺伝子パネルという言葉を耳にします。膵がんとどう関係がありますか？

　膵がんに限らず、いま、がん治療の領域で注目されているのが「ゲノム検査」「遺伝子パネル検査」です（234ページ用語集「バイオマーカー」参照）。これは、その患者さんのゲノム（DNAの遺伝情報）を調べることで、その人のがん特有の弱点をみつけて、そこを標的とした「個別化医療」につなげていく可能性を持つ検査です。

　膵がんの場合はまだ一部ではありますが、ゲノム検査を行うことで有効な治療法が新たにみつかる可能性があります。

🎗 ゲノム医療について

　がんのゲノム検査は、細胞の設計図であるゲノムの、どこにどのようなエラー（変異）が起こってがんになったのかを調べる検査です。この検査によって、その患者さんの「がんの弱点」がわかることがあり、そこを標的とした治療薬がみつかれば、効果の高い治療に結びつく可能性が高まるのです。

🎗 がん細胞そのもののゲノム情報を治療に役立てる

　がんの弱点を探す場合、多くはがん細胞のゲノム情報を調べます。

　手術や生検で採取された腫瘍の一部を使って調べる手法と、血液の中に漏れ出てきたがん細胞由来のゲノムを調べる手法（リキッドバイオプシー）の2種類があります。

　ゲノム情報をすべて調べようとすると膨大な情報量となり、時間も費用もかさみます。また、すべての情報が治療に活用できるわけでもありません。

　そこで効率的にがんの弱点をみつけ出すために、治療薬の効果が期待できそうなターゲットとなる遺伝子をピックアップし、いわばセットメニューとして用意された検査が「がん遺伝子パネル検査」です。

　2023年5月現在、保険診療として検査可能ながん遺伝子パネル検査は

「Foundation One CDx」「OncoGuide™ NCC オンコパネルシステム」「Foundation One Liquid CDx（リキッドバイオプシー）」があり、これに「Guardant 360 CDx（リキッドバイオプシー）」が加わる見込みです（**表1**）。

　膵がん治療の一環として、保険診療の中で遺伝子パネル検査を受ける場合、

・全身状態や臓器機能が保たれていること

・検査後に化学療法を受けられる可能性が高いこと

・局所進行か転移があって、標準治療が終了しているか終了が見込まれる場合

という条件が設定されています。

　がんゲノム医療中核拠点病院（231ページ用語集参照）、拠点病院、連携病院のいずれかで検査を受けることができます。検査にかかる保険点数は5万6千点（56万円）で、そのうち1～3割が自己負担となります。

　膵がんのがん細胞からは「*KRAS*」「*TP53*」「*CDKN2A*」「*SMAD4*」の変異が認められることが多いのですが、これらをターゲットとした有効な治療薬は今のところ確立していません。

　ただ、膵がんでは非常に頻度が低いものの、「MSI-High」「TMB-High」「*NTRK* 融合遺伝子（232ページ用語集「がん増殖遺伝子」参照）」といった遺伝子の異常については、がん種に関わらず対応する治療薬を保険診療で使うことができます（**表2**）。

表1　膵がんで実施可能なゲノム検査

	保険償還	費用	提出する検体	得られる情報	調べられる遺伝子の数
Foundation One CDx	○		腫瘍の一部	がん細胞のゲノム情報	324種類
NCCオンコパネル	○	56万円[*2]	腫瘍の一部 血液	がん細胞のゲノム情報 生殖細胞系列のゲノムの情報	114種類
Foundation One Liquid CDx	○		血液	血液を循環するがん細胞由来のゲノム情報（リキッドバイオプシー）	324種類
Guardant360 CDx	未定[*1]	未定[*1]			未判明[*1]
BRACAnalysis	○	20万2千円[*2]		生殖細胞系列 *BRCA 1/BRCA 2* 遺伝子の情報	2種類

＊1　2022年9月時点
＊2　表示した費用の1～3割が自己負担

表2 膵がんとの関連が高い重要な遺伝子

	頻度	治療薬	検出可能な検査法 （下線はコンパニオン診断）	備考
KRAS	90%	現時点ではない	Foundation One CDx NCCオンコパネル Foundation One Liquid CDx Guardant360 CDx	膵がんの発生には重要な遺伝子だが現時点では治療薬はない。
TP53	70%			
CDKN2A	20〜40%			
SMAD4	20%			
生殖細胞系列 *BRCA1* 生殖細胞系列 *BRCA2*	〜1% 2〜7%	プラチナ（白金）製剤 オラパリブ	BRACAnalysis NCCオンコパネル	プラチナ（白金）製剤やその後の維持療法としてオラパリブが適応。患者や血縁者は遺伝相談も考慮
*NTRK*融合 遺伝子	〜1%	ラロトレクチニブ エヌトレクチニブ	<u>Foundation One CDx</u> NCCオンコパネル <u>Foundation One Liquid CDx</u>＊ Guardant360 CDx	膵がんでの頻度は極めて稀だが、臓器横断的に保険適用の薬剤がある
MSI-High		ペムブロリズマブ		
TMB-High		ペムブロリズマブ		

＊ エヌトレクチニブのコンパニオン診断

🎗 生まれつき持っている体質としてのゲノム情報を治療に役立てる

　がんになりやすい「体質」（例えば遺伝子のエラーを修復する機能が生まれつき弱い体質）も遺伝子検査でわかることがあります。これは、受精卵の段階で父親か母親からその体質を受け継いでいるため、「生殖細胞（233ページ用語集参照）系列」の遺伝子といわれています。

　がんと関わりの深いものとしては、「*BRCA*遺伝子（*BRCA1*、*BRCA2*）」（232ページ用語集参照「がん抑制遺伝子」参照）が知られていて、膵がんでも4〜6％程度の頻度でこの遺伝子の変異（バリアント）がみられます。生殖細胞系列*BRCA*遺伝子に変異がある膵がんに対してはプラチナ（白金）製剤を含む化学療法（膵がんで主に使われているのはオキサリプラチン）やPARP阻害薬〔膵がんではオラパリブが該当し、プラチナ（白金）製剤後の維持療法（231ページ用語集参照）として用いられます〕が有効です（**表2**）（**167ページ参照→Q4-20**）。

　オラパリブを使えるかどうかを判断する目的でこの生殖細胞系列*BRCA*遺伝子を調べる検査法〔「**コンパニオン診断（232ページ用語集参照）**」といいます〕としては「BRACAnalysis」が健康保険で認められていて、保険点数は2万2百点（20万2

千円）。そのうち患者さんは1〜3割を負担することになります。

　生殖細胞系列の遺伝子の変異は親から子どもに受け継がれるため、血縁者にも影響がある情報です。また、先に述べたがん細胞の遺伝子を調べる場合にも、それをきっかけに生殖細胞系列の遺伝子の変異が疑われたりみつかったりする場合があります。

　そのため、必要に応じて遺伝外来を受診することができ、そこでは臨床遺伝の専門家から詳しい説明を聞くことができます。

「がん診療連携拠点病院等」
＊がんゲノム医療中核拠点病院・拠点病院・連携病院は下記のサイトで確認できます。
厚生労働省
https://www.mhlw.go.jp/stf/seisakunitsuite/bunya/kenkou_iryou/kenkou/gan/gan_byoin.html

「全国臨床遺伝専門医・指導医・指導責任医一覧」
＊臨床遺伝の専門家は下記のサイトで確認できます。
臨床遺伝専門医制度委員会
http://www.jbmg.jp/list/senmon.html

コラム① 病診連携を生かした膵がん早期診断プロジェクト

　膵がんはステージ0と I の段階では大半の患者さんは症状がなく、受診の機会を得ることが難しいため、早期診断が困難とされてきました。そこで近年、膵がんの早期診断を目指して地域の**病診連携**（234ページ用語集参照）を生かした"早期診断プロジェクト"が国内各所で開始されています。国内では2007年から広島県尾道市（対象医療圏人口約25万人）で本格的にプロジェクト（尾道方式）が開始され、ステージ0や I など早期診断例の増加、外科的切除率、地域における5年生存率の改善などの成果が現れています。

◉ 尾道方式の実際（図1）

　腹部症状、血液検査での膵酵素（アミラーゼ、リパーゼなど）や腫瘍マーカー（CEA、CA19-9など）の異常がある患者さん、また膵癌診療ガイドラインに

診療所

・危険因子（リスクファクター）が複数以上
・腹部症状
・血液検査の異常（膵酵素、腫瘍マーカー）

↓

腹部超音波（エコー）
・膵管の異常
・腫瘤（かたまり）
・腹部超音波で膵臓がよく見えないがリスクありと判断

中核施設

↓

外来検査
・腹部CT
・腹部MRI
・超音波内視鏡（EUS）

↓

入院検査
・EUS下穿刺吸引法（EUS-FNA）
・内視鏡的逆行性胆管膵管造影（ERCP）

図1　尾道方式の概要

記載された「危険因子（リスクファクター）」（例えば糖尿病、喫煙、大量飲酒、肥満など）（13ページ参照→Q1-1 表）に複数以上該当する人などを対象に、診療所やかかりつけ医が腹部超音波（エコー）などの検査を行い、たとえわずかでも異常と思われるときは、積極的にその地域で膵臓の精密検査ができる施設（中核施設）に紹介します。

　中核施設では膵臓全体の精密な画像所見を確認するため、外来で受けられて、患者さんの身体的な負担が少なく済む腹部 MRI（MRCPを含む）、超音波内視鏡（EUS）、腹部 CT などの検査を行います。その結果、さらに高度な検査が必要と判断されたときは、EUS 下穿刺吸引法（EUS-FNA）や、内視鏡的逆行性胆管膵管造影（ERCP）など「入院を必要とする精密検査」に進みます（28ページ参照→Q2-2）。

　以上の結果、膵がんと確定された場合は速やかに治療を行い、経過観察と判断された場合は診療所と中核施設が連携して、外来で慎重に経過観察を続けていきます。

◉ 行政の協力と成績

　尾道市では2008年からがん検診の腹部超音波検査が低価格（500〜1,500円）で受けられるようになり、地域住民が気軽に受診できる体制が整備されました。また市民がん講演会などを通じて中核施設と行政が協力して膵がんの情報発信や啓発にも努めています。

　その結果、2007年1月から2020年6月までの13年半の間に、18,507例の「膵がん疑い」の症例を洗い出し、MRI、EUS、CTなどによる検査からEUS-FNA、ERCPによる精密検査を経て、610例の膵がんをみつけることができました。

　発見に結びついた確率は3.3％で、このうちステージ0とステージⅠがそれぞれ32例でした。

　早期診断プロジェクト開始前後で、手術によってがんを切除できた割合は、約15％から約35％へと増加し、5年生存率は約5％から約20％へと大きな改善がみられています。

　通常の職場検診での膵がん発見率は0.06％程度といわれていることを思うと、危険因子に着目した精査法は膵がんの発見率を大きく向上する可能性があるといえるでしょう。

◉ 他地区での取り組みと成績

　2022年6月現在、国内20カ所を超える地域で尾道方式を軸とした地域の医療状況に応じたプロジェクトが開始されており、一部の地域からは尾道と同様の成果が報告されています。

◆ 大阪市北部早期膵癌プロジェクト

　2013年から大阪北地区の4医師会と5中核施設が協働で尾道方式を展開した結果、外科的切除率の向上（32%）、5年生存率の改善（15%）などの成果が現れています。対象医療圏人口は約310万人と規模が大きく、大都市圏における早期診断プロジェクト展開のモデルケースとなる可能性があります。

◆ 大阪府 岸和田・葛城（かつらぎ）プロジェクト

　2014年からスタートした取り組みです。点数化された「膵がん拾い上げのチェックリスト」（図2）をもとに、診療所で確認された一定の点数以上の患者さんを中核施設に紹介する、という方式です。

　初回の診断で精密検査の対象となった人のうちの9.4%が膵がんと診断され、そのうち42%は外科的切除ができる可能性のある「ステージⅡ（に）以下」でした。

　ここでは腹部超音波検査の設備を持たない診療所でも膵がんをみつけ出す工夫がされている点が特徴です。

膵がん早期診断危険群に関するリスト

・腹痛などの自覚症状、糖尿病、膵酵素上昇、CA19-9 上昇
　（1ポイント）
・腹部超音波の異常所見
　（2ポイント）

スコアが2ポイント以上なら
→CT、MRI（MRCP）または超音波内視鏡を勧める

図2　膵がん拾い上げのチェックリスト

◆ 山梨プロジェクト

　2011年から、山梨大学医学部附属病院と健診施設が連携して、膵がんの拾い上げからMRI、EUS、CTなどの検査と経過観察を円滑に行う体制が整備されています。

　検診で「追加の検査が必要」とされて、膵がんが発見された患者さんの約3分の2が切除可能で「予後良好」と報告されています。

　健診施設と中核施設が協働したモデルケースとなる可能性があります。

◆ 大学病院を中心として展開しているプロジェクト

　大学病院が旗振り役となって膵がんの早期発見に取り組む例も各地で見られます。

　北里大学（埼玉地区）、横浜市立大学（横浜地区）、三重大学（津市）、和歌山県立医科大学（きのくにプロジェクト）、近畿大学（マグロプロジェクト）など、詳しくは各大学のホームページをご参照ください。

◉ お住まいの地区で膵がん早期診断に関する情報が知りたいとき

　膵がん早期診断のプロジェクトは、国内各地で展開されつつありますが、全国にその取り組みが普及するまでには至っていません。膵がんの診断を専門とする医師、施設の検索は、日本膵臓学会のホームページに指導施設、指導医が掲載されているので参考にしてください。

「認定指導医制度について」	
日本膵臓学会	
http://www.suizou.org/instructor/index.htm	

家族性膵がんについて

◉ 家族性膵がんとは

　膵がんに関わる医療者の間では以前から、「頻度は高くはないものの膵がんが多発する家系」の存在が知られていました。

　20年以上前に米国の研究グループがこの病態に注目し、第一度近親者（親子・兄弟姉妹）の関係にある一対（2人）以上の膵がん患者のいる家系を「家族性膵がん家系」と定義づけ、現在では国際的にもこの定義が受け入れられています。

　家族性膵がんとはこのような家系に発症する膵がんのことを指します。

◉ 世界に先駆けて米国が登録制度を開始

　先に述べた米国の研究グループは、家族性膵がんにまつわるさまざまな疑問を解決する目的で、家族性膵がん登録制度（The National Familial Pancreatic Tumor Registry：NFPTR）を設立しました。これにより実際にさまざまな研究が進み、

　・膵がん患者の5〜10％が「家族性膵がん家系」に該当する

　・近親者に膵がん患者が多いほど膵がんの発生リスクが増す

　など、重要な知見が数多く報告されました。

　さらに、ゲノム解析の技術の進歩もあり、家族性膵がんの定義に当てはまる膵がん患者の10〜20％程度で*BRCA2*、*CDKN2A/p16*、*PALB2*、*ATM*、*MLH1*、*MSH2*、*MSH6*、*PMS2*、*PRSS1*、*SPINK1*、*STK11*、*TP53*などの遺伝子変異が認められることもわかりました。

◉ 高リスク群に対するサーベイランス

　このように、膵がん発症のリスクが高い集団が特定されたことで、少しでも早期に膵がんが発見できる定期的な検査方法〔サーベイランス法（232ページ用語集参照）〕の確立が検討されました。

　こちらも米国を中心に研究が進み、国際膵がんスクリーニングコンソーシアム〔International Cancer of the Pancreas Screening (CAPS) Consortium〕と

いう会議で世界各国の膵がんのエキスパートたちの意見が取りまとめられ、現状では超音波内視鏡（EUS）とＭＲＩが、早期膵がん発見の検査として最適とされています。

◉ 日本における家族性膵がん登録制度

　このように家族性膵がんの考え方が膵がんの診療、研究では重要であることがわかってきたため、日本でも日本膵臓学会で2014年に家族性膵癌登録制度が設立されました。

　この登録制度には、膵がん患者とその家族に登録してもらい、最初にたばこやお酒の摂取量などの「生活歴」や、家族にがん経験者がいるかといった「家族歴」などを確認します。

　さらに年に1回、手紙で家族にがんの発症者がいないかどうかを質問して、日本人での家族性膵がん家系の膵がん発症のリスクを調べます。

◉ 日本における高リスク群に対するサーベイランス

　膵がん発症の高リスク群に対する早期診断法についても、日本膵臓学会の家族性膵がんレジストリ委員会を中心に検査方法の検討が行われ、膵臓学会の評議員（＝多数の膵がんのエキスパート）らによる投票で、推奨される方針が示されました。

　膵臓の画像診断は、主に膵実質（膵液やホルモンを作る組織のこと。膵臓のうち膵管以外のかたまりの部分）を写し出す検査（造影ＣＴ、EUS、腹部超音波）と、主に膵管を写し出す検査（MRI）を交互に行うこと、血液中の膵酵素、腫瘍マーカーなどの変動についても時間の経過を追って観察することなどが推奨されました。

　さらに、膵がん発症の高リスク群の家系の人に検査をしていく臨床試験（DIAMOND試験）も国立がん研究センター中央病院を中心に行われています。

　先に述べた「家族性膵がん家系」や特定の遺伝子変異などの条件を満たす膵がん未発症者を対象に、EUSとMRI、腫瘍マーカーを行い、その後EUSとMRIを交互に、腫瘍マーカーなども含め半年ごとに検査を行っていきます。

　これらの検査を定期的に行うことによって、実際に膵がんを早期で発見できるかどうかを検証する取り組みです。全国60施設以上の多施設共同研究で、400人以上の参加を目指す16年がかりの研究です。

　このように日本でも家族性膵がんに対する活動がコツコツと進められ、膵がん早

期発見を実現するための努力が続けられています。

「家族性膵癌登録制度」
https://jfpcr.com/

第 3 章

膵がんと診断されたときに
よくある質問

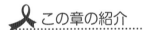この章の紹介

病気がわかった早い時期に知っておくと
心配が小さくなる情報をまとめました。

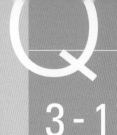

Q 3-1 膵がんといわれました。何から考えてよいかわかりません。どうしたらよいでしょうか？

　膵がんと診断された瞬間から、病院、治療をどのように選ぶか、仕事や家族のことをどうするか、今後の体調・生活がどうなるのか、などさまざまな心配に直面します。

　しかし、動揺した気持ちを落ち着けて治療を考えるための工夫がいくつかあります。

生活を大きく変えない

　膵がんと診断されても、仕事や生活を変えなければいけないような症状、治療の影響がすぐに出るとは限りません。仕事や家事など日課をやめてしまうと、病気のことばかり考える時間が増える、生活のリズムが変わり眠れなくなるなどの影響が出ることがあります。

　なるべく普段通りの生活を送り、病気に生活を左右され過ぎないようにしましょう。

　また、職場への迷惑を考えて、あわてて仕事を辞めてしまうと、保険などの面で不利になることがあります。仕事と治療の両立については、担当医や病院の相談支援センターで相談できます。

正しい情報を集める

　初めての経験で何が起きているかわからないと、気持ちが動揺してしまいます。

　自分の病状について知るために最も必要なことは、担当の医師とのコミュニケーションです。何から聞けばよいかわからないときには、「質問促進パンフレット」（図1）が役に立ちます（国立がん研究センターが運営するホームページ：がん情報サービスからダウンロードできます。また病院の相談支援センターなどで配布している場合もあります）。

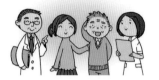

重要な面談に
のぞまれる患者さんとご家族へ
―聞きたいことをきちんと聞くために―

具体的な質問（パンフレットより一部抜粋）

病状について
・がんはどこにあるのですか？

病状について
・今後どんな症状が起こりえますか？

治療について
・抗がん剤以外ではどんな治療法がありますか？
・各治療を選んだ時の最善の見込み、最悪の見込み、最も起こりうる見込み（生存期間や生活の質）は？
・先生が勧める治療はどれですか？

生活について
・どのような症状に気を付けて生活すればよいですか？

こころのこと
・私の病気についての心配事や悩みを相談しても良いですか？

このさきのこと
・結果としてどうなりますか？　私はよくなりますか？

図1　質問促進パンフレット

聞きたい質問を事前に確認して丸をつけておきます。医師の説明後、聞けなかったことを確認して質問するために使います。

　詳細は以下よりご確認ください。

冊子「重要な面談にのぞまれる患者さんとご家族へ」（質問促進パンフレット）
国立がん研究センター　がん情報サービス
https://ganjoho.jp/public/dia_tre/dia_tre_diagnosis/question_prompt_sheet.html

　書籍やインターネットから情報を探すことも役に立ちます。ただし、インターネットの情報は玉石混交です。正しい情報、今の自分に必要な情報を集めることが重要です（73ページ参照→Q3-7）。「膵癌診療ガイドライン」など最新のエビデンスに基づくガイドラインも参考にできます。

　一方で、必要以上の情報を集め過ぎると、かえって不安が強まることがあります。その場合は情報収集を控え、ご家族など他の人にお願いするなどの工夫をしましょう。

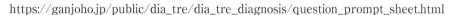

信頼できる人に心配を相談する

　気持ちのつらさをご家族や親友など信頼できる人に打ち明けてみましょう。よい助言をもらえるかもしれないし、話すだけでも少し楽になることはあるものです。一人で抱え込まないようにしましょう。

55

病院で相談する

　病気や生活に関する心配や気持ちのつらさについて、病院で相談することができます。担当医はもちろん、看護師、薬剤師などさまざまな職種がチームで患者さんに関わります。

　そのほかにも、以下のような相談できる部門があります。

(1) 相談支援センター

　がんになると仕事や経済面、学業などさまざまな面への影響を考えなければいけません。がん診療連携拠点病院には、どこに相談してよいかわからないような心配も含めて相談できる相談支援センターが設置されています（**67ページ参照→Q3-6**）。

　その病院に通院していなくても利用することができ、電話でも相談できます。何から相談したらよいかわからない状態でも、困りごとの整理からサポートを受けられるため、遠慮なく相談してください。

(2) 緩和ケア、心理サポート部門

　がん診療連携拠点病院には、体のつらさや気持ちのつらさに専門的に対応する緩和ケアや心理サポートを行う部門が必ず設置されています。また、がん診療連携拠点病院以外でも同様の部門が設置されていることがあります。

　体や気持ちのつらさから最終的な療養のことまで相談できる緩和医療（緩和ケア）科、気持ちのつらさに対して専門的なカウンセリングを行う精神腫瘍科やメンタルクリニック、専門的な知識を持つ看護師によるカウンセリング、多職種による緩和ケアチームなど、病院によって活動の内容には違いがあります。相談の仕方がわからないときは、担当医や相談支援センターに訊ねてみてください。

　体や気持ちのつらさが強いと、よりよい生活が送れず、治療を十分に受けられなくなることがあります。つらさが強くなる前から緩和ケアの専門家に相談することで、つらさを予防することができることもあるので、早めの相談を心がけてください。

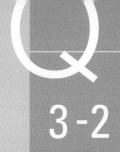

Q 3-2 良い病院、良い担当医の選び方を教えてください。

膵がんと告知されて治療に進む際、自分に合った病院や医療者に出会えるかどうかは、患者さんにとってとても重要です。また、患者さん、家族には、それぞれ違った価値観や、事情・条件（一人暮らし、年齢、自宅からの遠い近い等）などがあります。以下に病院選びのいくつかのポイントを示しますので、自身の状況に照らし合わせながら病院選びを進めましょう。

病院が持つ「強味」や「特徴」は？

がん医療の技術の進歩を背景に、膵がんの治療に力を入れる病院は増えています。その指標の一つとして、国などが指定するがん治療の「専門病院」、各学会が認める認定に基づく「専門医」や「専門施設（病院）」があるのをご存じでしょうか。膵がん治療に関わる専門領域には、次のようなものがあります。

◉ がんの専門病院

・「がん診療連携拠点病院」「がんゲノム医療連携病院」

身体、心理、社会的立場を捉えた質の高い医療を行う「がん診療連携拠点病院」が全国に405施設、地域のがん診療の核となる「地域がん診療病院」が46施設あります。ゲノム医療に関しては、中心的な存在となる「がんゲノム医療中核拠点病院」が12施設、その連携施設として33の「がんゲノム医療拠点病院」と、地域の窓口となる188の「がんゲノム医療連携病院」が存在します。

「がん診療連携拠点病院等」
厚生労働省
https://www.mhlw.go.jp/stf/seisakunitsuite/bunya/kenkou_iryou/kenkou/gan/gan_byoin.html

●学会が認める専門医、医療施設

・日本膵臓学会「認定指導医/指導施設」

膵臓疾患診療に関する総合的な知識や専門的技術をもつ、優れた指導的医師と診療施設のことです。

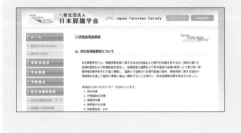

・日本肝胆膵外科学会「高度技能専門医/指導医/修練施設」

肝臓、胆道、膵臓の難度の高い手術を、安全かつ確実に行えると認定された外科医と施設です。

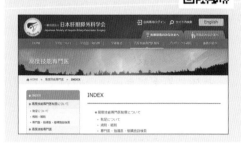

・日本臨床腫瘍学会「がん薬物療法専門医」

質の高いがん薬物療法を行うために必要ながん薬物療法について、幅広い知識と技術をもつ専門医です。

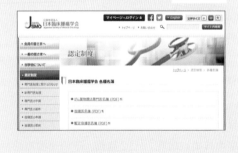

・日本内視鏡外科学会「技術認定取得者」

低侵襲（体をあまり傷つけない）という特徴をもつ内視鏡外科手術を、高い技術で行い、かつ指導者にたると認定された医師です。

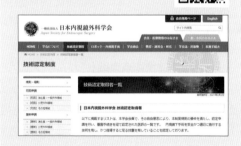

・日本看護協会「がん専門看護師」

がん患者の身体的・精神的な苦痛を理解し、QOL（生活の質）の高い看護を提供する、専門的な技術と知識を習得した看護師です。

・日本医療薬学会「がん専門薬剤師」

がん治療で使用される医薬品について高度な知識と技術を持ち、質の高いがん薬物療法を行うための資格を認定された薬剤師です。

「チーム医療」の重要性

　　がん診療連携拠点病院などでは「チーム医療」が行われています。チーム医療とは、医師、薬剤師、看護師、医療ソーシャルワーカーなど、さまざまな技術を持つメディカルスタッフ（医療専門職）が連携して1人の患者の治療やケアに当たること。より良い医療を提供するためには、チーム医療が大きな力となるのです。

膵がんの治療実績が豊富な病院であること

　　上記の施設のほかにも、地域の一般病院の中には、膵がんの優れた治療実績をもつ施設もあります。お住まいの地域については、かかりつけ医や、がん診療連携拠点病院に設置されている「がん相談支援センター」に問い合わせてみるのもよいでしょう。また、各病院のホームページ（HP）などで、治療実績を掲示している施設も多いので、それらのデータを参考することも有効です。

　　さまざまな情報は、以下の方法で調べることができます。良い病院、良い担当医に出会うために、ぜひ試してみてください。

国立がん研究センターHP　「がん情報サービス」

「がん診療連携拠点病院などを探す」
＊がん相談支援センターの記載もあります
https://hospdb.ganjoho.jp/kyoten/kyotensearch

インターネットでの調べ方（検索法）

　　インターネットでは、枠内に調べたい言葉を入れて検索しましょう（図）

　　日本膵臓学会　認定指導医　　🔍検索　クリック

　図　インターネットを利用した情報検索例

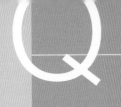

Q 3-3 インフォームド・コンセントとは 何ですか？

インフォームド・コンセントとは、医師が治療やケアなどの医療行為について説明し、それを聞いた患者さんが説明を受けた医療行為を受ける意思を示すことをいいます。今日では、治療の選択肢がいくつかあることも多いので、単に同意するだけではなく、選択することも含みます。

日本語では「説明と同意」と訳されることが多いのですが、内容を考えれば「医師の十分な説明を受けたうえでの患者さんの理解、納得、同意、選択」といえるでしょう。

🎀 インフォームド・コンセントの内容

診察や面談の際に医師から説明されるインフォームド・コンセントの内容、医師と患者さんが話し合う内容としては、以下のようなものがあります。

- 病名と病気の状態：膵臓のどこにがんがあるのか、病理診断、がんの広がり、転移の有無、ステージなどの病期など。
- 診療方針：検査や治療をどう行っていくかの提案。
- 診療行為によって期待される結果：検査によって何がわかるのか、治療の効果はどれくらいかなど。
- 検査や治療に伴って生じる可能性のある危険性：合併症（検査や治療が原因となって起こる別の医学的問題）や、後遺症（検査や治療の後に残る症状や傷跡）の程度、さらにそれらの問題が起きる確率など。
- 検査や治療にかかるおおよその費用
- 代替手段：医師が提案する検査や治療に代わる選択肢があるかどうか。
- 検査や治療を受けるかどうかは、患者さんとご家族が自由に決められることの確認。
- セカンドオピニオンを希望する場合は自由に受けることができ、それによって患者さんの診療に不利益が生じないことの確認。

🎗 インフォームド・コンセントのために必要なこと

インフォームド・コンセントには、何よりも医師が患者さんに理解できるように、わかりやすく説明することが大前提です。医師が医療の専門家であるのに対して、大半の患者さんは医療には詳しくないため、医師が専門的な言葉で説明しても患者さんには理解できないことがあります。

医師は患者さんが理解できるような表現や、用語の解説をしながら説明します。

そして説明を受けたあとの患者さんは、説明された医療行為を受けるかどうかを自ら決めることができるよう、正しく理解していなければなりません。

一人で医師と話し合いをすることが不安なときは、ご家族など信頼できる人に一緒に来てもらってもよいでしょう。

また、ゆったりとした環境で、十分な時間を取って話し合いを行うことも重要です。

一度の話し合いで同意や選択が難しいときは、日を改めて何度か話し合いを行うこともあります。

🎗 インフォームド・コンセントにのぞむ際に役立つツール

インフォームド・コンセントは、治療を受けるためにとても重要なことです。説明を聞いて、悔いのない決定をするためには、医師の説明を十分に理解することが必要です。

とはいえ、話し合いの場でわからないことを質問するのは、意外に難しいものです。

「重要な面談にのぞまれる患者さんとご家族へ―聞きたいことをきちんと聞くために―」という冊子は、がん患者さんがインフォームド・コンセントなどの重要な話し合いの場で、医療者の説明を正しく理解するために役立つ質問の例を集めたものです。話し合いの前に用意し、読んでおくと、より質問がしやすくなるかもしれません（54ページ参照→Q3-1）。

国立がん研究センターがん情報サービスのホームページからダウンロードすることができます。

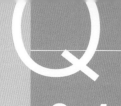
心の準備──何について話し合うのか、を事前に書き出す

多くの患者さんが、「担当の先生とさまざまな話をしたい」と望んでいることが調査の結果から報告されています。

また、治療やケアの選択に積極的に参加した患者さんは、満足感やQOL（生活の質）が高いことも報告されています。

その一方で、「今後生じる可能性のある問題など、繊細な話題を事前に準備することなく話し合うことは難しい」と感じることも知られています。

多くの患者さんが、担当の医師との話し合いのときに不安を感じたり、緊張したりするものです。不安や緊張は、これから起こることがわからないときや、これから起きることへの準備が十分にできていないときに生じる心の状態です。

担当の医師と「何について話し合うのか」を、事前に理解できていれば、その不安は多少なりとも軽減することができます。

そのため、事前に担当の医師との話し合いの場面を想像してみて、具体的なイメージがわいてこないようなら、ご家族や看護師さんに聞いてみるとわかることがあります。

話し合いが具体的にイメージできたら、担当の医師に聞きたいことや伝えたいことを書き出します。大切なことは、考えるだけでなく「書き出してみる」ことです。

話し合いの前に不安や緊張を感じたら、深呼吸をしましょう。これで心の準備ができます。

医師とのコミュニケーションを円滑に進めるためにできること

担当の医師の説明をよく理解するために、些細なことでも質問するという工夫をしてみましょう。よく聞こえなかったり、医師が早口だったりしたときに、「今のところをもう一度お願いします。」と聞いてみます。

うまく言葉が出てこないときには「え？」という一言でも構いません。あるいは、首をかしげるだけでも伝わるかもしれません。

患者さんは「まずは医師の話を聞くことに徹するべき」と考えがちですが、一つでも理解できないことを残したまま先に進むと、説明が終わったときに何も理解できていない、ということもあります。

また、「先生の説明を遮（さえぎ）るのは失礼ではないか」と思うかもしれません。しかし、時間が経つと他にも聞きたいことが出てきて、忘れてしまいます。医師は患者さんから質問されることに対して「失礼だ」や「嫌だ」と思うことはありません。安心して質問してください。

「質問促進パンフレット」の活用

「質問してもよい」と頭では理解できていても、実際に医師の前に出ると質問することをためらってしまったり、何を質問してよいのかわからなくなってしまうこともあるでしょう。

そんなときに活用したいのが「質問促進パンフレット」です。

国立がん研究センターがん情報サービスから、質問促進パンフレット「重要な面談にのぞまれる患者さんとご家族へ」をダウンロードできます。

これは患者さんやご家族が医療者に尋ねたい質問や伝えたいこと（生活の中で大切にしていること、気がかり、心配事など）を箇条書きにしたリストです。パンフレットを事前に見て、担当の医師に質問や伝えたいことを整理して書き込んでおくことで、話し合いの準備ができます。

パンフレットを見ながら質問したり、話し合いが終わった後で復習のために使うことで、必要以上に不安になることなく、医師に対して「質問しやすくなった」「今後もパンフレットを使いたい」と感じるケースは少なくないようです。ぜひ活用してみてください（54ページ参照→Q3-1）。

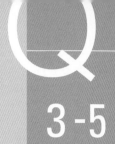

これから受ける検査や治療が不安です。別の病院に相談に行きたいのですが、どうすればよいでしょうか？

　膵がんの疑いがあると医師から言われた際や、膵がんと告知されて治療に進む際に、「別の医師の話を聞いてみたい」、「他の治療の選択肢がないか知りたい」と思うことがあるかもしれません。

　そんなときに、それまでとは別の医療機関の医師に「第2の意見」を求めることを「セカンドオピニオン」といいます。

セカンドオピニオンを利用するときのポイントと注意点（図）

　セカンドオピニオンを利用するときのポイントと注意点には、以下があります。

①セカンドオピニオンは、現在の担当医のもとで治療を受けることを前提に、別の医師の意見を聞きに行くことです。

②セカンドオピニオンのために受診する専門外来（セカンドオピニオン外来）は、公的医療保険が適用されない自由診療（自費診療）となり、その費用は病院によって異なります。

③まずは、現在の担当医の意見（ファーストオピニオンといいます）をよく聞きましょう。メモを取りながら聞くとよいでしょう。

④現在の担当医にセカンドオピニオンを受けたいと考えていることを伝え、なぜ受けたいのか、感じている疑問点や迷い、懸念は何かを、担当医とよく話し合いましょう。

⑤もし、担当医に直接、セカンドオピニオンの希望を言い出しにくい場合は、がん相談支援センターや担当医以外の医療スタッフ〔看護師や医療ソーシャルワーカー（MSW）、心理士〕に相談しましょう。

⑥セカンドオピニオンを受ける際は、できればひとりではなく、家族などの信頼できる人に同行してもらうとよいでしょう。

⑦セカンドオピニオンを受けたら、その担当医師から受け取った書類を元の担当医に渡して結果を伝え、治療法の選択についてよく相談しましょう。担当医に相談

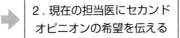 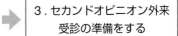

| 1. 現在の担当医の意見を よく聞く | → | 2. 現在の担当医にセカンド オピニオンの希望を伝える | → | 3. セカンドオピニオン外来 受診の準備をする |

→ | 4. セカンドオピニオン 外来を受診する | → | 5. 結果を元の担当医に報告 し今後について相談する |

図　セカンドオピニオン外来受診の流れ

しにくい場合は担当医以外の医療スタッフ（看護師やMSW、心理士など）に相談しましょう。

セカンドオピニオンを受けるときに用意しておくこと

1) セカンドオピニオン外来のある病院を探しましょう

　セカンドオピニオン外来を設置している医療機関を探す方法としては、大きく「インターネットを使用する方法」と、「がん相談支援センターで相談する方法」があります。後者は各都道府県にあるがん診療連携拠点病院に設置されている相談窓口で、お住まいの地域でセカンドオピニオンを受けることのできる病院や、各病院の専門領域などに関する情報が得られます。

「相談先・病院を探す」
国立がん研究センター　がん情報サービス
https://hospdb.ganjoho.jp/

「セカンドオピニオン」
国立がん研究センター　がん情報サービス
＊ページ内　2）病院を決める（1）病院を探す　を参照
https://ganjoho.jp/public/dia_tre/dia_tre_diagnosis/second_opinion.html

---

『「がん相談支援センター」とは』
国立がん研究センター　がん情報サービス
https://ganjoho.jp/public/institution/consultation/cisc/cisc.html

---

2) 受診の準備をする

　　まずは、セカンドオピニオンを受ける病院に電話をして、「セカンドオピニオン外来」の予約をします。

　　その際に、

・受診方法

・費用

・相談時間

・持参が必要な書類

など、必要な手続きについて確認をしましょう。

　　次に現在の担当医に、

・紹介状（診療情報提供書）

・検査結果のデータ（血液データ、病理検査、病理診断などの記録、CTや
　　ＭＲＩなどの画像データ）

を用意してもらいます。

　　セカンドオピニオン外来を受診する際は、「医師に伝えたいこと」や「聞きたいこと」をあらかじめ整理しておくとよいでしょう。

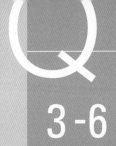

Q 3-6 治療に関する費用や仕事のことが心配です。どこに相談すればよいでしょうか？

　がん治療は、治療の内容によって医療費が高額になることがありますが、患者さんの所得や年齢によって医療費負担を軽減することができます。また最近では、自宅療養を支える介護保険制度や、仕事と治療の両立支援の仕組みも整備されつつあるので、ご自身に適した制度について詳しく知りたいときは、遠慮なく医療機関の「医療相談室」や「がん相談支援センター」の医療ソーシャルワーカー（MSW）に尋ねてください。

医療費の負担を軽減するために

　医療費の負担を軽減する際に利用できる高額療養費制度についてご紹介します（**図1**）。

　高額療養費制度は、ひと月に医療機関や薬局で支払った医療費が、暦月（月の初めから終わりまで）で自己負担限度額を超えた場合に、その超えた金額が保険者より支給されます。

　自己負担限度額は年齢と所得に応じて定められています（**表1、2**）。

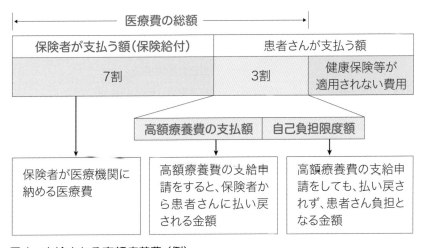

図1　支給される高額療養費（例）

高額療養費制度を利用する場合は、以下の条件に該当する必要があります。

①暦月ごと（月の1日〜末日）

②医療機関ごと

③医科ごと、歯科ごと（同じ医療機関でも医科と歯科の医療費は別扱いになります）

④外来ごと、入院ごと（同じ医療機関の同じ診療科にかかった場合でも、外来と入院の医療費は別扱いになります）

⑤入院した際の食費負担、差額ベッド代などの「健康保険が適用されない費用」は対象となりません

※高額療養費制度は2年前までさかのぼって請求することが可能

また、69歳の方もしくは一部の70歳以上の方は、加入している医療保険から公布された「限度額適用認定証」を医療機関の窓口に提示することで、1カ月（1日から月末まで）の請求金額は自己負担限度額（**表1**）までとなり、上記の払い戻し手続きは不要となります。

なお、限度額適用認定証の交付対象となるのは、

・69歳以下の人

・70歳以上で低所得世帯の人

・70歳以上で現役並みの所得（年収約370万円〜約1,160万円）の人

となります。

それ以外の人も、健康保険証を提示することで自己負担限度額（**表2**）までの請求となるのでご安心ください。

なお、高額療養費制度以外にも、患者さんやご家族の加入保険や所得に応じて、医療費助成制度や所得保障制度などの社会保障制度が整備されています（**表3**）。

表1　自己負担限度額（70歳未満の場合）

区分	自己負担限度額	4回目以降
年収約1,160万円〜	252,600円＋（総医療費−842,000円）×1％	140,100円
年収約770万〜約1,160万円	167,400円＋（総医療費−558,000円）×1％	93,000円
年収約370万〜約770万円	80,100円＋（総医療費−267,000円）×1％	44,400円
〜年収約370万円	57,600円	44,400円
住民税非課税世帯	35,400円	24,600円

※過去12カ月以内に3回以上、自己負担限度額の上限額に達した場合は、4回目以降から多数回該当となり、その上限額がさらに下がります。

※同一の医療機関の自己負担額が上限額を超えない場合でも、他の医療機関などの医療費や、同じ世帯の同じ公的医療保険に加入している方の医療費を合算することができます（70歳未満の場合は、同一の医療機関で支払った医療費が21,000円以上であることが必要）。

ご自身に適した制度について詳しく知りたいときは、病院の「医療相談室」や「がん相談支援センター」の医療ソーシャルワーカーにお声掛けください。

表2　自己負担限度額（70歳以上の場合）

区分		自己負担限度額		
		ひと月の上限額		4回目以降
		外来（個人ごと）	（世帯ごと）	
現役並み	年収約1,160万円〜	252,600円＋（総医療費－842,000円）×1%		140,100円
	年収約770万〜約1,160万円	167,400円＋（総医療費－558,000円）×1%		93,000円
	年収約370万〜約770万円	80,100円＋（総医療費－267,000円）×1%		44,400円
一般	年収約156万〜約370万円	18,000円 年間上限144,000円	57,600円	44,400円
住民税 非課税等	住民税非課税世帯Ⅱ＊1	8,000円	24,600円	24,600円
	住民税非課税世帯Ⅰ＊2 （年金年収80万円以下など）		15,000円	

※過去12カ月以内に3回以上、自己負担限度額の上限額に達した場合は、4回目以降から多数回該当となり、その上限額がさらに下がります。

※同一の医療機関で支払った金額が自己負担上限額を超えない場合でも、同じ月に他の医療機関で支払った自己負担額を合算できます。合計金額が自己負担限度額を超える場合、高額療養費制度の対象となります。

＊1　住民税非課税世帯Ⅱ
　　　住民税非課税世帯でⅠ以外の方

＊2　住民税非課税世帯Ⅰ
　　　世帯全員が住民税非課税世帯であり、一定の条件を満たす場合〔課税所得（給与や雑所得等）が0円である方、また収入が年金収入80万円の場合も含む〕

表3　経済的な負担を軽減する制度

	制度名	申請窓口	対象者・申請時期
医療費・介護費の負担軽減	高額療養費制度	健康保険組合	【対　象】医療保険による1カ月の医療費自己負担額が基準額を超えた場合 【交付内容】自己負担限度額を超えた分が払い戻される 【備　考】状況により、限度額適用認定証・多数回該当・院外処方合算も申請可能
	高額医療・高額介護合算制度	各市町村介護保険窓口	【申請時期】毎年8月から1年間の医療保険と介護保険の自己負担額の合計が、基準額を超えた場合 同一世帯に、医療保険と介護保険の自己負担額が一定額を超えた場合 【交付内容】基準額を超えた分が払い戻される
所得の保障	傷病手当金	加入している健康保険	【申請時期】連続する3日間を含み4日目以降も出勤困難であった場合（会社を休んだ日が連続して3日間なければ成立しません） 【対　象】雇用保険の被保険者 【交付内容】1日あたり、標準報酬日額の3分の2に相当する額。支給期間は支給開始日から通算して1年6カ月に達するまで
	障害年金	年金事務所または市町村	【申請時期】原則、初診時から1年6カ月経過後 【主な対象】在宅酸素療法・治療の副作用による倦怠感、体重減少などの全身衰弱など 【交付内容】身体状況および加入年金により、支給額が決定
生活の保障	生活保護	各市町村福祉事務所	【申請時期・対象】ほかの制度を利用しても、生活費が生活保護法で規定する最低生活費に満たない場合

自宅での生活をより良くするために

　がん治療によって体の状況が変化して、生活の負担が大きくなることがあります。ときには自宅で利用可能な専門家のサポートも上手に活用して、患者さんやご家族の負担を軽減してください（**図2**）。

　例えば、介護保険制度を活用すると、訪問看護師による医療的ケアの支援、ヘルパーによる家事支援、物品面のレンタル費用の補助などが利用可能です。介護保険制度は原則65歳以上の患者さん（病状により40歳以上の方も可能）が利用の対象となりますが、それ以外の患者さんも自費や医療保険でサービスを利用できることがあります。遠慮せず病院スタッフにお声掛けください。

訪問看護師が、かかりつけ医と連携してご自宅に訪問し、お体の状態に合わせたケアを行います。

医師が定期的にご自宅を訪問します。お体の状態を確認し、薬を処方したり、検査を行ったりします。

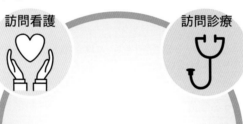

訪問看護

訪問診療

訪問リハビリテーション

訪問服薬指導

訪問栄養指導

理学療法士、作業療法士、言語聴覚士がご自宅に訪問し、リハビリテーションを行います。日常生活に何らかの不自由を感じる方や外出が困難になった方、退院後のご自宅での生活が不安な方などが対象となります。

管理栄養士がご自宅を訪問して、日々の食事の栄養バランスのほか、食事形態、介助方法などについても栄養指導を行います。

薬剤師がご自宅を訪問して、服薬指導、残薬確認、薬の効果や副作用のチェックなどを行います。

図2　自宅で利用可能なサービス（例）

🎗 働きながら治療を受ける方に

　　現在、がん患者さんの3人に1人が20〜64歳の就労世代です。働きながら治療を受けることは容易ではありませんが、さまざまな工夫をしながら仕事と治療を両立する方も増えてきています。がんの診断を受けた直後の皆さんには、「慌てて仕事を辞めないで」とお伝えしたいと思います。

　　がん治療はがんの状況によって方法や期間、生じる副作用も異なります。ご自身が受ける治療が仕事にどのような影響を生じさせるのか、影響が生じる時間的見通しなどについて、正しく情報を得ながら考えてみましょう。

　　なお、休職や復職にあたって必要な手続きについては、遠慮せず、主治医や看護師、リハビリテーションスタッフ、がん相談支援センターにご相談ください。

🎗 がん診療連携拠点病院等で利用可能な支援資源

(1) 療養・就労両立支援指導料

　　2018年より、担当医や相談部門などが、患者さんの勤める会社から提供された勤務情報に基づいて患者さんに療養上のアドバイスを行うとともに、会社に対して診療情報を提供することについて医療保険が適用されました。公的医療保険の適用となるのは、事業所に産業医もしくは総括安全衛生管理者、衛生管理者、安全衛生推進者、保健師が所属していて、主治医と連携した場合に限られます。詳細は、がん相談支援センターに確認してください。

(2) 社会保険労務士の出張相談

　　社会保険労務士は、労働、年金、社会保険の専門職で、多くは企業に対して、労働者の労働条件、労働保険や社会保険のことについて相談に応じています。社会保険労務士の医療機関への出張相談では、病気のことに関する伝達やタイミング、治療の影響による職場内の異動や復職時のコミュニケーションに関するアドバイスのほか、障害年金の効果的な書類作成の方法について、がん相談支援センターと協働しながらアドバイスを行っています。

(3) 長期にわたる治療等が必要な疾病をもつ求職者に対する就職支援事業

　　2022年4月現在、全国47都道府県252のがん診療連携拠点病院がん相談支援センターなどに、ハローワークの就職支援ナビゲーターが出張し、患者さんの体調や

通院状況に配慮しながら求職活動を行えるよう支援しています。まだ、すべてのがん診療連携拠点病院に配置されていませんが、病院によっては、その病院に通院していない患者さんからの相談にも対応しています。上手に活用してください。

「長期療養者就職支援事業」
厚生労働省
https://www.mhlw.go.jp/stf/seisakunitsuite/bunya/0000065173.html

「治療と仕事の両立支援ナビ」
＊職場と担当医との情報共有に用いる診断書の様式など
厚生労働省
https://chiryoutoshigoto.mhlw.go.jp/

MEMO

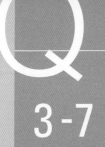
このガイドの他に信頼できる情報を入手できる方法はありますか？

　治療に関することなら、まずは専門家に聞くことがよいでしょう。主治医に聞くことで、患者さんの状態が考慮されたうえで、医学的に確かな情報を得ることができます。

　その他にも、がん相談支援センターや患者会など、さまざまな相談窓口があるので、必要に応じて活用することをお勧めします。

　なお、インターネットやテレビ、新聞、書籍などの情報は、それが必ずしも最新の情報、あるいは医学的にコンセンサスの得られた情報とは限りません。更新日や情報源の記載、広告との区別など情報を見るポイントを押さえることが必要です。

正確な情報入手のコツ

　正確な情報であるか否かの判断は、専門家でなければできないものもあります。受診中なら主治医や看護師などに聞ける環境を利用することをお勧めします。そのような環境がないときには、相談窓口などもあるので、特に治療の選択などの重要な判断につながる内容については、ご自身だけで判断しないことを心がけましょう。

(1) 主治医に聞く

　患者さんの状態や治療に関して知りたいことがあるときは、主治医に聞くのが一番確かな方法です（62ページ参照→Q3-4）。

　診察時間の中で質問しやすいように、あらかじめ聞きたい内容をメモしておくと便利です。主治医の説明でわからないことや、さらに聞きたいことがあるときには、できるだけその場で伝えるとよいでしょう。主治医もさらに説明を加えるなどして疑問に答えることができます。

(2) セカンドオピニオンを受ける

　主治医は、患者さんにとっての最適な治療を提示します。ただ、そこにいくつか

の選択肢があったり、患者さんが医師の勧める治療とは別の治療を希望することもあり得ます。治療によっては、専門の医療機器や、その治療に長けた医師が必要なケースもあり、体制が整っている他の病院での治療を考えることもあります。

そうしたことも含めて、他の専門家の意見（セカンドオピニオン）を聞きたいと思ったときは、主治医に「セカンドオピニオンを受けてみたい」と伝えましょう（64ページ参照→Q3-5）。

（3）がん相談支援センターで聞く

主治医との会話で、「言葉が難しい」「聞きたいことが聞けなかった」と感じることもあるでしょう。そんなときは、がん相談支援センターで相談することができます（67ページ参照→Q3-6）。そこでは患者さんの悩みについて、看護師や医療ソーシャルワーカー（MSW）、心理士などの相談員が、一緒に考えてくれます。

患者さんや家族はもちろん、がん相談支援センターのある病院（がん診療連携拠点病院）で受診していなくても無料で相談できます。匿名での相談も可能です。相談内容を本人の了解なしに他の人に伝えることもないので、安心して相談できます。

以下では全国のがん診療連携拠点病院などが紹介されています。

「がん診療連携拠点病院などを探す」
国立がん研究センター　がん情報サービス
https://hospdb.ganjoho.jp/kyoten/kyotensearch

（4）その他で得られる情報で気をつけること

情報の入手には、インターネットやテレビ、新聞、書籍、さらには「人づて」などさまざまあります。テレビや新聞による報道は非常に目立つので、「いますぐに受けられる治療」と思ってしまうかもしれませんが、それらの中には研究段階のものも含まれていて、必ずしも患者さんにとっての最適な治療になるとは限りません。

また、身近な人から「よい治療法がある」などのアドバイスを受けることがあるかもしれません。しかし、それによって患者さんの状態や治療によっては悪い影響が生じる危険性があることも考えられます。

気になる情報が得られたときには、すぐに実践するのではなく、まず主治医に確認するようにしましょう。

✿ インターネットの情報に惑わされないために

インターネットでは多くの情報を簡単に入手することができます。しかし、それと同時に、さまざまな情報にさらされる機会が多くなることも事実です。

一見、「よさそう」に見える情報が、悪質な情報への巧妙な誘導になっていることもあります。情報の真偽の判断は簡単ではありません。騙されたり惑わされたりしないためにも、以下の「情報を見るポイント」を押さえておくことが大切です。

(1) 情報を見るポイント

◆ 更新日はいつですか？

情報は日々変わります。いま見ている情報は古くなっているかもしれません。

◆ 情報源は何ですか？

科学的根拠に基づいた情報や、学会など信頼できる団体が発信している情報なのかを、注意して見ましょう。

◆ 個人の見解ではありませんか？

SNSやブログでは「個人の見解」が発信されています。それがたとえ医師であっても個人です。また、芸能人や著名人は医療に関しては素人です。その情報を鵜呑みにするのはとても危険です。

◆ 広告ではありませんか？

検索したときに、結果よりも上に広告記事が表示されていることがあります。また、科学的根拠に基づいた情報が掲載されているページにも、内容に関係なく広告が挟まれていることがあります。広告なのか、あるいは純粋な記事なのかを見分けることが重要です。

◆ 他の情報も確認しましたか？　誰かと一緒に確認しましたか？

一つの情報だけでなく、他ではどのように書かれているのか調べてみましょう。また、自分ひとりで判断せず、特に内容が治療に関することなら、主治医や専門医に確認することをお勧めします。

✿ 患者会について

病気になって不安なとき、「自分と同じような体験をしている人の話を聞いてみたい」と考えるのは自然なことです。患者会という場は、そんな患者さんや家族の気持ちを通わせることのできる集まりです。

患者会は、患者数によっても規模が異なりますが、病院内で行われる患者サロンや地域の中で開かれているもの、全国的に展開している団体などさまざまです。

　活動内容もそれぞれ異なり、定期的な会合や勉強会、メールや電話での相談などがあります。

　情報発信も、SNS、ホームページ、YouTubeなどで行っています。

　患者会を探してみたいと思ったら、インターネットで検索して、どんな活動をしている団体なのかを確認しましょう。

（1）"膵臓がん撲滅"を合言葉に——パンキャンジャパンの活動

　パンキャンジャパンは、日本で2006年から膵臓がん患者支援団体として活動している団体です。

　膵がんを"治りやすいがん"にするために、

①「膵臓がん研究者支援」

②「膵臓がん患者・家族支援」

③「アドボカシー活動」

　の3つのミッションを掲げ、各学会と連携した市民公開講座、医療セミナーの実施、全国8カ所の支部や地域の専門病院と連携した膵がん教室・セミナーなどの実施、優れた研究者への「パンキャン賞」の授与、パンキャン米国本部と連携したがん研究の推進、新薬の早期承認のための署名活動などを精力的に行っています。

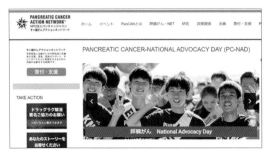

特定非営利活動法人パンキャンジャパン
https://pancan1.org/

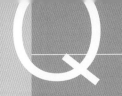

喫煙や飲酒、また食事を
どうすればよいのでしょうか？

🎗 生活習慣について

(1) 喫煙

　タバコは、膵がんの治療効果を下げる原因となります。膵がんと診断されたら、その日からすぐに禁煙に取り組むことをお勧めします。

　タバコを吸うと、治療の上でさまざまな弊害を引き起こします。

　たとえば手術では、術後に合併症が起きる危険性を高め、傷の修復にも悪影響を及ぼします。

　化学療法でも、抗がん剤による心肺への悪影響（心肺毒性）や、肺の病気（肺線維症や拘束性肺疾患）のリスクを高めます。

　治療が終了してホスピスや緩和病棟で過ごす時期も、喫煙によって痛みを感じやすくなったり、QOL（生活の質）を低下させることがわかっており、禁煙が望ましい、とされています。

(2) 飲酒

　アルコールを摂取すると膵臓に負担をかけるため、「禁酒」、もしくはお酒の量を控える「節酒」が推奨されます。

　特に「過度な飲酒」は、膵臓の働きを弱めさせて消化不良（外分泌機能低下）、糖尿病の発症や悪化（内分泌機能低下）を引き起こし、栄養不良を進行させるほか、腸管からの水分や電解質の吸収を悪くし、腸内環境も変化させて下痢を起こすリスクも高めます。

　さらに、飲酒は膵炎の危険因子（リスクファクター）でもあり、膵炎が起きるとお腹や背中の痛みを生じさせることになります。

　一方でアルコールは肝臓にも負担をかけるため、術後の経過や化学療法にダメージを及ぼすことがあります。

　特に膵頭十二指腸切除術や膵全摘術を受けた後は、リンパ節郭清と消化管再建術

の影響で下痢になりやすくなっているので、飲酒はなるべく控えましょう。

逆に、お酒を控えているのに下痢が悪化するようなときは、腸内環境が乱れている危険性があるので、すぐに主治医に相談しましょう。

栄養について

膵がんの患者さんは、エネルギーや各種栄養素（炭水化物、タンパク質、脂質、ビタミン、鉄や亜鉛などの微量元素）のバランスがとれた食生活が大切です。それができていれば、食事については特に制限する必要はありません。

ただ、「膵がんや膵がん治療によって食事ができない」「膵臓の内外分泌機能低下のため栄養の吸収がよくない」「がん細胞によるエネルギー消費が多くなる」などの理由から、栄養状態が悪くなることがあります。そうなると体重が減るので、病状や治療内容を考慮した対応が必要になります。主治医と相談のうえで、管理栄養士による栄養食事指導を受けることをお勧めします。

症状の感じ方はそれぞれ違うので、『「患者さんやご家族の言葉」と「症状、病態」に対する食事の工夫例』（表）も参考にしてください。

食事に関して、他にも気を付けたいことはあります。

ファストフードや外食は、脂質、タンパク質、食物繊維、香辛料などが多い傾向にあるので、利用頻度を工夫してください。

またサプリメントは、バランスのとれた食事ができていれば必要ありません。逆にサプリを摂取することで治療に影響を及ぼすこともあるので、事前に主治医に相談してください。

「食事」と「薬物療法」は、同時に考えなければなりません。特に膵切除後には膵臓の働きが低下して栄養状態が悪くなるため、膵消化酵素補充薬やインスリンなどの糖尿病治療薬が必要となることがあります（127、133ページ参照→Q4-9、Q4-11）。

さらに、下痢止めの調整も栄養管理には重要ですので、主治医や薬剤師、看護師及び管理栄養士と相談をしてください。

表 「患者さんやご家族の言葉」と「症状、病態」に対する食事の工夫例

患者さんやご家族の言葉	症状、病態	食事の工夫例
• 食べるのがしんどい、疲れる • かまずに食べられるものがいい	倦怠感	かまなくても食べられる形態 ペースト状、ゼリーや栄養剤を含む液体
• お腹が空かない • 食べようと思っても入っていかない • 朝だけは食べられる • ずっとお腹に残る感じ • 食べると吐きそう • 水と薬でお腹がいっぱい • ○年ぶりのつわり	空腹感喪失 食思不振 吐き気 嘔吐 腹部膨満	1食の量を少なくし食べる回数を増やす （間食で不足分を補う） 食べられる時に摂取 主食の代替（麺類やパン、お粥等） 食事の温度（冷たいもの） 調味料の不使用（蒸す、茹でる、焼くのみ） 塩・醤油など食べやすい調味料を後からかける 盛付けや食環境の整備
• においが鼻につく • 食事のにおいでむかむかする • においが少ないものなら大丈夫	嗅覚障害	
• 何の味もしない • 甘味（塩味）を強く感じる • 口がおかしい • インスタントの味が食べやすい	味覚障害	薄味、調味料の不使用（蒸す、茹でる、焼くのみ） 塩・醤油など食べやすい調味料を後からかける スパイス系の味付け 食べられるものを探す
• 塩味、酸味がしみる • 口の中に物が当たると痛い • 飲み込む時に痛い、パサつく • 喉を通っていかない、詰まる	唾液分泌低下 口内炎、口腔内乾燥、 咽頭痛 嚥下機能障害	酸味や刺激物を避ける 乳化食品（牛乳・バター等）の利用 やわらかい食事、ペースト、ミキサー形態 汁物、汁気の多いもの
• 便が出ていないからお腹が張る • 食べたものがそのまま出る • 下痢が心配で食べられない	便秘 下痢	便秘・下痢 　水溶性繊維の摂取 　水分、電解質の確保 下痢 　高脂肪食品を避ける 　1食の量を少なくし食べる回数を増やす 　（間食で不足分を補う）

（三重大学医学部附属病院栄養診療部）

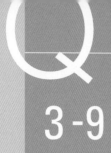

Q 3-9 病気やこれからの生活・治療について家族や医療者に相談したいのですが、どうすればよいでしょうか？

　治療や療養を続けるうえで、何を大切にしたいか、目標は何か、どんな治療やケアを受けたいか、あるいは受けたくないかは、人によって大きく違います。また、「今後の病気の見通し」も、治療の効果や患者さん個々の状況によって異なります。

　病気のことやこれからの生活・治療について、家族や医療者、介護従事者と相談することはとても大切なことです。こうした相談は「アドバンス・ケア・プランニング（ACP、人生会議）」と呼ばれ、患者さんを中心に行うことが勧められています。

ACP（人生会議）とは？

　ACP（人生会議）とは、患者さんが「大切にしたいこと」を考え、今後の病気の見通しや、これからの治療・ケアについての目標や気持ちについて、家族や医療者、介護従事者と話し合っていくことです。

なぜACPが大切なのでしょうか？

　患者さんが大切にしていることや今の気持ちを整理し、家族など信頼できる人や医療者、介護従事者と話し合っていくことで、さまざまなメリットが得られます。

・患者さんのメリット：自身の気持ちに沿った治療やケアを受けるにはどうすればよいのかを考えやすくなる。また、これからの治療・ケアについて医師と話し合う機会が増え、患者さん自身がどのような治療・ケアを受けたい、または受けたくないかについて、周囲に向けてより詳しく、正確に伝えられるようになる。

・家族や周囲の人のメリット：患者さんの思いや希望が理解でき、その気持ちを尊重した治療やケアを一緒に考えられる。

・医療者や介護従事者のメリット：患者さんの価値観や目標に沿った治療やケアの選択肢を提示できる。

　なお、一般的にはACPを行うことで患者さんの不安が増すことはありません。

むしろ不安な気持ちが和らぎ、療養生活を快適に続けられる、という研究結果が示されています。

ACPは、患者さんが中心となり、自身の大切にしていることや心の準備、希望に基づいて進めることが大切です。患者さんや家族の気持ち、それぞれの状況や個別の事情を十分に配慮したうえで進めていくことをお勧めします。

何を、いつから考え、話し合えばよいのでしょうか？

まず、患者さんが「大切にしたいこと」から考えてみましょう。

・療養や生活にあたって大切にしたいこと

・気がかりなこと

・治療やケアでしてほしいこと、してほしくないこと

など、何でも構いません。

たとえば、化学療法（抗がん治療）や延命治療に関することのほか、「これから病気がどうなっていくのか」という見通しや、通院が難しくなったときにどこで過ごしたいのか、自宅で過ごすための医療・介護サービスなどについてでも構いません。

次に、自身の気持ちや希望、気がかりなことについて、家族や友人など信頼できる人と話し合ってみましょう。内容によっては医師や看護師、がん相談支援センターの相談員など、さまざまな職種の医療者、介護従事者も相談相手になります。

主治医との、今後の治療の選択肢についての話し合いでは、「どんなことを大切にしたいのか」を伝えるのも一つです。それぞれの治療が、「大切にしたいこと」にどう影響するかを確認することで、患者さんにとって最も望ましい治療を選ぶ手掛かりになるはずです。

今後の生活の上で気がかりなことがある時は、「通院中」や「入院中」に関係なく、「話してもいいかな」と思える医療者、介護従事者に、不安や心配事を伝えてください。それが「ACP」に関することであってもなくても構いません。看護師をはじめ医療者、介護従事者は、患者さんや家族の不安が少しでも和らぎ、生活しやすくなるためのサポートをしようと考えています。話しやすい、あるいは気が合いそうなスタッフに、気軽に声を掛けてください。

相談するのに気が向かないときもあるでしょう。また、考えや気持ちが変わることも自然なことです。医療者、介護従事者も、「その時々」の患者さんの気持ちに沿って一緒に考えていきます。「話したい」と思ったときに、家族や周りのスタッフに気軽に声を掛けてください。

家族や信頼できる人、医療者、介護従事者との話し合いに「時期」はありません。いつからでも構わないので、無理せず、慌てず、ゆっくり考えてみましょう。

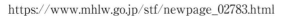

『「人生会議」してみませんか』
厚生労働省
https://www.mhlw.go.jp/stf/newpage_02783.html

MEMO

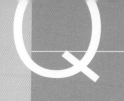

Q 3-10 緩和ケアとはどういうものですか。 いつから始めるのがよいでしょうか？

　緩和ケアとは、がんによる心と体の苦痛を和らげ、自分らしい生活を送れるようにするケアを指します。

　がんになると、体や治療のことだけではなく、仕事や将来への不安などの心のつらさも経験するといわれています（**図1**）。

　緩和ケアは、がんに伴う「心と体」のつらさを和らげる医療で、がん診療に携わるすべての医療者が行っています。

緩和ケアは、がんと診断されたときから始まる

　緩和ケアという言葉に対して、「がん治療ができなくなった人への医療」、あるいは「がんの終末期に受ける医療」と思っている人は少なくないようです。

　しかし本来の緩和ケアとは、がんと診断されたときから、がん治療と一緒に受けるケアなのです。

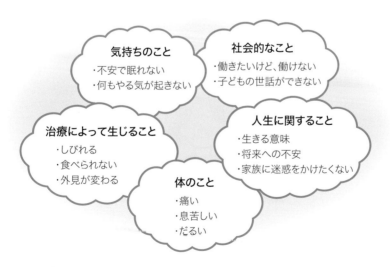

図1　がんに伴う心と体のつらさの例

〔国立がん研究センター：がん情報サービス
https://ganjoho.jp/public/dia_tre/treatment/relaxation/index.htmlより引用〕

🎗 緩和ケアを受けることのメリット

がんの治療中に経験する苦痛を伴う症状（吐き気、嘔吐、痛み、倦怠感など）が和らぎ、がん治療に取り組む力が湧いてきます。

患者さんやご家族の不安、心配事など、心のつらさを和らげるために、緩和ケアのスタッフがお手伝いをします。

がんと診断されたことによって社会的差別（就職・解雇問題など）を受けないための対応についても、スタッフが一緒に考えて支援します。

🎗 がん診療を行う病院には「緩和ケアチーム」がある

緩和ケアチームとは、主治医たちでは対応が難しい「痛み」や「つらさ」があるときに対応する、多職種によって構成されたチームです。メンバーは病院によって違いはありますが、緩和ケアを専門とする医師、看護師、薬剤師、栄養士、医療ソーシャルワーカー（MSW）などで構成されています（**図2**）。

緩和ケアは、基本的には担当の医師や看護師から受けますが、必要に応じて緩和ケアチームによって行われることがあります。

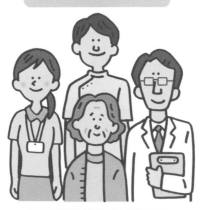

心理士
つらい気持ちを傾聴し、心のつらさを和らげます

ケアマネジャー
在宅生活を整えます

医療ソーシャルワーカー
経済的な問題や退院・転院に向けた不安に対応します

理学療法士　作業療法士　言語聴覚士
無理のない動きや生活の工夫をアドバイスします

管理栄養士
食欲がないときなど、食事の工夫をアドバイスします

薬剤師
薬の副作用への不安を和らげ、飲み方などをアドバイスします

看護師
体や心のつらさを和らげ、生活を支えます

医　師
がんの治療を行う担当の医師や、体のつらさの緩和を専門とする医師、気持ちのつらさの緩和を専門とする医師が対応します

図2　緩和ケアチームとは

〔国立がん研究センター：がん情報サービス
https://ganjoho.jp/public/dia_tre/treatment/relaxation/index.htmlより引用〕

🎗 緩和ケアを受ける場所

....

　　緩和ケアは、がん診療を行うすべての医療機関で提供されるサービスです。病院では通院と入院のどちらでも受けることができ、希望によっては自宅で受けることも可能です（**図3**）。

（1）通院における緩和ケア

　　通院での緩和ケアは、がんの治療のために通っている外来や、緩和ケア外来で受けられます（**表1**）。

1）がんの治療のために通っている外来

　　がんの治療のために通っている外来では、がんやがんの治療によるつらさを和らげるために、担当の医師や看護師から緩和ケアを受けられます。必要に応じて、緩和ケアチームの医療者など他の専門職による支援を受けることもできます。

病院

① 通院
・がんの治療のために通っている外来
・緩和ケア外来

② 入院
・がんの治療のために入院する病棟（一般病棟）
・緩和ケア病棟

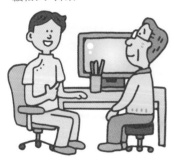
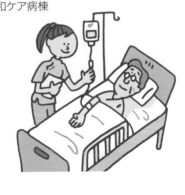

自宅

③ 在宅療養
・住み慣れた自宅
・介護施設などの生活の場

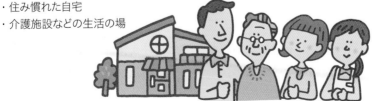

図3　緩和ケアを受ける場所

〔国立がん研究センター：がん情報サービス
https://ganjoho.jp/public/dia_tre/treatment/relaxation/index.html より引用〕

表1　外来において緩和ケアが提供される場所と役割

	がんを治療する診療科（外来）	緩和ケア外来（外来）
どんな症状に対して、緩和ケアが行われるか	がん、がん治療による心身のつらさ	がんの進行に伴う心身のつらさ
誰が緩和ケアを提供するか	がん治療を担当する医療者 緩和ケアチームの医療者	緩和ケアチームの医療者

表2　入院において緩和ケアが提供される場所と役割

	がんを治療する病棟（入院）	緩和ケア病棟（入院）
どんな症状に対して、緩和ケアが行われるか	がん、がん治療による心身のつらさ	がんの進行に伴う心身のつらさ
誰が緩和ケアを提供するか	がん治療を担当する医療者 緩和ケアチームの医療者	緩和ケア病棟の医療者

2）緩和ケア外来

緩和ケア外来では、緩和ケアの専門的な知識をもつ医師や看護師による緩和ケアを受けることができます。

（2）入院中の緩和ケア

入院して受ける緩和ケアは、がんの治療のために入院する病棟や、緩和ケアの専門病棟で受けることができます（**表2**）。

入院中に緩和ケアを受けていた人は、退院後にそのまま引き続いて緩和ケア外来を受診することもできます。

施設によっては緩和ケア外来がないこともありますが、その場合は、それまでとは別の施設の緩和ケア外来を受診することもできます。

本人だけでなく、家族の希望によって緩和ケア外来を受診することもできるので、担当の医師に相談してみましょう。

1）がんの治療のために入院する病棟

がんの治療のために入院する病棟では、がんやがんの治療によるつらさを和らげるために、担当の医師や看護師から緩和ケアを受けます。

必要に応じて、緩和ケアチームの医療者など他の専門職による支援を受けることもできます。

2）緩和ケア病棟

緩和ケア病棟は、緩和ケアに特化した病棟です。がんを治すことを目標にした治

療（手術、薬物療法、放射線療法など）ではなく、がんの進行などに伴う体や心の
つらさに対する専門的な緩和ケアが行われる病棟です。

　ここは一般病棟と異なり、できる限り「日常生活に近い暮らし」が送れるように
作られていて、共用のキッチンなどが設けられている施設もあります。

　また、茶話会や季節のイベントなどが催されることが多く、家族などの親しい人
と一緒に楽しむこともできます。入院での緩和ケアにより体や心のつらさが和らい
だら、退院して自宅に帰ることもできます。

◆緩和ケア病棟での緩和ケアを希望するときは、早めに探しましょう

　緩和ケア病棟は、病院内にあるタイプと、緩和ケアのみを行う独立型の施設（ホ
スピスや緩和ケア病院）があります。地域によって、緩和ケア病棟のある病院の数
は異なり、入院するために待機している人がいることもあるので、早めに担当の医
師に相談しましょう。

　がん診療連携拠点病院などのがん相談支援センターでも、緩和ケア病棟の情報を
得ることができます。

(3) 自宅で受ける緩和ケア

　安心してリラックスできる住み慣れた自宅では、ご本人の生活のペースに合わせ
て、病院と同じような緩和ケアを受けることができます。

　在宅療養を受けるには、訪問診療や訪問看護、訪問介護、訪問入浴などの在宅で
のサービスを整える必要があります。がんの治療で通院または入院している場合
は、担当の医師が訪問診療に向けた紹介状を書いて、病院の職員が訪問診療医や訪
問看護ステーションと連絡を取り合って調整してくれます。

　一人暮らしの人も、これらのサービスを整えることで、それまでに近い生活を送
ることができます。

　住み慣れた自宅で、安心して緩和ケアを受けるために、訪問診療医や訪問看護師
と、療養の目的や希望する生活について十分に話し合っておくことをお勧めしま
す。緊急時の対応方法や受け入れ先についても、あらかじめ確認しておきましょ
う。

　なお、介護施設などに入所している場合でも、訪問診療による緩和ケアを受けら
れる場合があります。

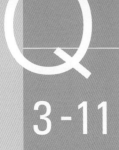

Q 3-11 心のつらさについて相談したいのですが、どうしたらよいでしょうか？

療養生活では、さまざまなつらさに出会うことがあります。食欲がない、眠れない、治療費が心配、不安や気分の落ち込みが続くときは、無理をしないで相談したり、治療を受けることをお勧めします。

身体的苦痛や社会的苦痛を減らすことは、「心のつらさ」の軽減に有効なので、身近な医療者や相談窓口（がん相談支援センターなど）に相談してください。必要に応じて、心のケアの専門家によるカウンセリングや薬物療法を受けることもできます。

「自分は心の病気ではない」「まだ人に相談するほどではない」「いまは大丈夫（と思っていたい）」と、心のつらさを相談することに抵抗を感じる患者さんもいます。

しかし、サポートを受けることで心が軽くなり、日々の生活の質（QOL）が改善されることにつながります。遠慮せずに相談してください。

🎗 心のつらさとは？

がん治療の過程では「先の見通しが立たない（この先どうなるかわからない）ことへの恐れ」、「自分の許容範囲を超えた気持ちの落ち込み」を経験することがあります。健康な時なら自分自身で乗り越え、回復する力が備わっているものですが、がん患者さんの場合、ストレスの大きさにうまく働かないことがあります。

また、痛みやだるさ、脳への転移、化学療法、放射線療法、薬の副作用などで気持ちが落ち込むこともあります。こうした「心のつらさ」は見逃されがちですが、適切に治療することで改善することもあります。

🎗 誰に（どこに）相談したらよいのか？

まず、身近な医療スタッフに相談してください。「普段の患者さん」を知っているからこそ可能なアドバイスがあります。

また、相談しにくい内容の時は、がん相談支援センターなどを利用することもできます。

（1）外来・病棟看護師

　患者さんのことをよく知っている看護師は、患者さんのつらい気持ちに寄り添いつつ、患者さんの求めている情報を提供・整理することができます。患者さんの生き方や大切にしたいことを医療者と共有することで、治療やケアを決めていく過程を援助できます。必要に応じて、他の医療者への相談を調整します。

（2）がん治療の主治医、担当医

　がん治療の主治医に「心のつらさ」を相談することに抵抗があるかもしれません。しかし、そのつらさが、医師と共有することで原因を取り除ける身体的な苦痛から来るものであるなら、すぐに対処してもらうことができます。

　がん治療の主治医は「心」の専門家ではありませんが、日本でがん治療に携わる医師の大半は「緩和ケア継続教育プログラム PEACE PROJECT」の「気持ちのつらさ」という講座を受講し、患者さんの心の状態を検証して、その最初の治療にあたる役目を担っています。

　何から話してよいのかわからないときは、不安や悩みをメモしておくと相談しやすくなるので、試してみてください。

「PEACEプロジェクト」
日本緩和医療学会　緩和ケア継続教育プログラム　PEACE PROJECT
http://www.jspm-peace.jp/about/index.html

（3）がん相談支援センター

　がん診療連携拠点病院の「がん相談支援センター」や、その他の病院の「患者相談室」「患者支援室」などの窓口で、医療ソーシャルワーカー（MSW）に相談してください。退院後の生活や金銭的な悩みについてアドバイスが得られると、それだけでも不安や悩みが楽になるものです。**Q3-6**（→**67ページ参照**）も参考にしてください。

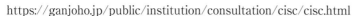

『「がん相談支援センター」とは』

国立がん研究センター　がん情報サービス

https://ganjoho.jp/public/institution/consultation/cisc/cisc.html

(4) 緩和ケア外来、院内緩和ケアチーム

　Q3-10（→83ページ参照）にも書かれているように、「心のつらさ」も緩和ケアの診療対象です。さまざまな職種の医療者で対応できるのが強味です。

(5) 心の専門家（精神科医、心療内科医、心理士、精神腫瘍医）

　「心の専門家に援助を求めるのは弱い人間のすること」と考えるのは誤解で、自分自身の問題を積極的に解決しようとする「前向きな行動」ともいえます。

　心の専門家は主治医に紹介してもらえるので、尋ねてみてください。

　もちろん、心の専門家に相談したからといって、すべての悩みが解決するわけではありませんが、主治医でもない、家族や友人でもない"第三者の立場"である心の専門家には「何でも話せる」というメリットがあります。

　また、不安や気持ちの落ち込みを軽くするための薬を使った治療もあります。

　一般の精神科や心療内科での対応が困難なときには、がんに関連した心の問題のケアを専門とする「精神腫瘍医」に相談することをお勧めします。

精神腫瘍医の役割について

「話をしたって、がんが治るわけではないのに。
　　　　　　　あなたに何ができるんですか！」

一般社団法人　日本サイコオンコロジー学会

https://jpos-society.org/general/

「精神腫瘍医のいる施設」を探す

「登録医リスト」

一般社団法人　日本サイコオンコロジー学会

https://jpos-society.org/psycho-oncologist/doctor/

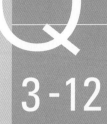

Q 3-12 家族に病気のことを伝えたいのですが、どうすればよいのかわかりません。

　膵がんと告げられたあとで、家族にどう伝えたらよいのか悩むことがあります。あるいは、「心配をさせたくないから」と膵がんであることを伝えるかどうかで迷うことがあるかもしれません。

　そんなときの対策や、相談窓口があることを知っておいてください。

誰に知らせた方がよいのか

　「自分が膵がんであることで、相手が直接影響を受けるかどうか」が、知らせるかどうかの一つの目安になります。

　膵がんになると通院や入院による治療が必要になり、治療やその副作用によっては日常生活、家事、仕事を手伝ってもらったり、スケジュールの見直しや変更を余儀なくされることがあるからです。

成人した家族への伝え方について

　一般的に、配偶者やパートナー、成人した子、親、きょうだいなど、同居もしくは頻繁に連絡を取り合う「親密な家族」には、早めに真実を伝えた方が良いといわれています。早く伝えておくことで、お互いが心の支えとなるだけでなく、今後の治療などの影響で生活上の支援が必要になったときに手伝ってもらいやすくなります。

　親密であればあるほど隠すことは難しく、隠そうとすることで会話を控えたり距離を置いてしまうなどの「気まずさ」が生まれることがあります。

　また、事実を隠されていたことが後でわかったとき、多くの家族は「どうして教えてくれなかったのか」「重要なことだから相談してほしかった」と思うでしょう。

　一方、患者さんが家族に伝えることが容易なことではないことも事実です。

　それを防ぐには、医師から検査結果や今後の治療方針などの説明を受けるときには、家族も同席して、一緒に受けるのが理想的です。

もし一人で告知を受けた場合も、必要なら次の診察時にあらためて家族が同席して説明を受けることも可能です。

家族への伝え方に悩んだときは、医療者からのサポートを受けることもできます。担当医や医師以外の医療者（看護師など）に相談してください。

家族の精神的ケアについて

患者さんと親密な関係の家族は、膵がんであるという事実を伝えられたことで精神的に大きなショックを受けることでしょう。

本ガイドのQ3-1、Q3-10、Q3-11で記載されている「患者対象の支援（緩和ケアや心のつらさの相談）」の多くは、家族の心のつらさについても相談することができます。同居していない家族、特に遠方に在住であったり年配の方には、伝えるタイミングや方法に悩むことがあるかもしれません。

伝え方に困ったら、身近な医療者に相談するか、がん診療連携拠点病院などに設置されている「がん相談支援センター」に相談してください。

未成年の家族への伝え方について

子どもは大人が思うよりずっと敏感です。家庭内のいつもとは違う空気を感じ取り、両親の会話に聞き耳を立て、不安な気持ちをうまく言葉にできずに、ひとりで思い悩むこともあります。

家庭ごとにいろいろな考えがあり、正解は1つではありません。

しかし、多くの場合、事実を隠すよりも、たとえ幼くてもできる範囲で事実を伝えたほうが、安心感を与えることが多いようです。

子どもに膵がんであることを伝えることの不安の一つに、子どもが周りにがんのことを話してしまい、周囲に噂のように広がるのではないかと気にされる方が少なくありません。子どもにはあらかじめ、病気のことを知っている人を伝え、「この人となら相談できる」という情報を伝えておくとよいでしょう。

(1) 病気のことを子どもへ伝える場合のポイント

①あいまいな表現を使うと、子どもは想像力を働かせて、より大きな不安を感じてしまうことがあります。「がん」という言葉を隠さずに伝え、正しく理解できるように説明することが勧められます。

②「がん」は人から人に感染する病気ではないことを伝えましょう。

③膵がんになったことは誰のせいでもない、ということを伝えましょう。特に幼い子どもは、「自分が悪いことをしたからお母さんやお父さんが病気になった」と自分を責めて苦しむことがあるので十分に注意してください。

④一度にすべてを話す必要はありません。子どもの理解や受け入れの状況を確認しながら、段階的に伝えるのも効果的です。

⑤手術でできる創(きず)や抗がん剤の副作用で起きる脱毛など、治療による体の「変化」が予想されるときは、事前にそのことを伝えておくことで、実際に「変化」が起きたときに子どもはそれを受け入れやすくなります。

⑥子どもの生活に影響する事柄は具体的に伝えておきましょう。例えば、「いつからいつまでは入院や治療の影響で食事の準備が難しい」、「学校や習い事の送迎ができない」などです。その時に代わりを務めてくれるのは誰なのか、など、具体的な対応を伝えることで安心につながります。

(2) 事実を伝えた後で気を付けること

　親が膵がんになることは、子どもにとっても衝撃的な体験です。そのため、事実を知った子どもはさまざまな反応を示します。勉強に集中できなくなったり、中には不登校になったり問題行動を起こすなど、思いがけない反応を示すこともあります。

　周りの大人が気にかけて、子どもが気持ちを誰かに伝えたいときに素直に表出(ひょうしゅつ)できる環境を整えることが大切です。他の家族の協力を得たり、必要に応じて担任や養護教諭、スクールカウンセラーに相談して、学校での様子を気にかけてもらうようにしましょう。

　子どもの反応について困ったことや気になることがあれば、治療を受けている病院の医療者（看護師や心理職者など）に相談するか、後述の支援窓口で相談したり、情報を得ることも可能です。

相談窓口

　がんになったことを家族や周囲に知らせることについて悩んでいるときは、後述の相談窓口を利用することができます。

「各都道府県のがん相談支援センター」
＊医療ソーシャルワーカー（MSW）や看護師、心理職者がさまざまな相談に応じます。

「ホープツリー　がんになった親を持つ子どもへのサポート情報サイト」
NPO 法人 Hope Tree
＊ホープツリーで作成した、子どもに話をするときに参考となる資料、パンフレットをダウンロードできます。
https://hope-tree.jp/

「患者さんへの支援」
＊以下のようなパンフレットをダウンロードできます。
「だれも分かってくれない！」「わたしだって知りたい！」「がんはどんな病気？」
ノバルティス ファーマ
https://www.novartis.co.jp/our-work/support-for-patients

コラム❸ 標準治療について

　標準治療とは、「"益"と"害"のバランスから科学的根拠（エビデンス）に基づく、現在受けられる治療のなかで最良の治療法」をいい、「良くも悪くもない平均的な治療」という意味ではありません。

　益とは多くの場合、「効果」「有効性」を指します。例えば切除不能な進行した膵がんでの益は「延命」や「症状緩和」で、害は「副作用（毒性）」となります。

　標準治療は、治験などの臨床試験を経て確立されてきました。例えば、切除不能な進行した膵がんに対しては、1990年代半ばまではフルオロウラシルをベースとした治療がほとんどで、化学療法の有効性は確認されておらず、標準治療といえる治療法はありませんでした。

　そのような中で、1990年代後半に海外で、一次治療としてフルオロウラシルとゲムシタビン塩酸塩（以下ゲムシタビン）との比較試験が行われ、ゲムシタビンによる痛みなどの症状改善効果に加えて、生存期間が延長することが証明されました。

　その結果、切除不能な進行した膵がんに対して、ゲムシタビンが標準治療として確立、認識されました。

　その後、ゲムシタビンを「標準治療」とする比較試験が数多く実施され、その結果、現在のFOLFIRINOX療法（2013年に日本で承認）や、ゲムシタビン＋ナブパクリタキセル併用療法（2014年に日本で承認）が新たな標準治療として登場してきました。

　このように標準治療は、患者さんの治療を検討した時点での最良の治療法ですが、常により良い治療法の開発が求められています。患者さんにも臨床試験への積極的な参加を期待します。

臨床試験について

　臨床試験とは、新しい治療法や診断法の有効性や安全性を確認するために、人を対象として行う研究です。新しい治療法が確立し、広く用いられるには臨床試験による検証が必要です（図）。

　新しく開発された薬剤や医療機器を治療に使うには、国の審査を受けて承認されなければなりません。この承認の申請には多くの資料を必要とし、そのためには質の高い臨床試験の実施が求められるのです。

　制度としての臨床試験には、厚生労働省による新しい薬剤（未承認薬）や医療機器の承認を得るための臨床試験である「治験」があります。多くは企業が主体となって行いますが、企業が行わない場合、研究者（医師）が主導して行う「医師主導治験」という制度もあり、最近はこれを行うケースも増えてきています。

　一方、すでに保険診療で認められている薬剤を他の薬剤と組み合わせる、あるいは放射線療法や手術療法と組み合わせるなどして、より有効な治療法を開発する取り組みについては、医師・研究者主導の臨床試験として行われます。

　そのほかにも、以下のような治験制度があります。

・**先進医療B**：まだ承認されていない薬などを保険診療と併せて使うことで、有効性と安全性を調べ、保険診療とすべきかどうかを検証する

・**患者申出療養**：患者さんが臨床研究中核病院を通して未承認薬を使用した治療の実施を厚生労働省に申請し、専門家で構成される会議でその治療の妥当性を検討する

・**拡大治験**：治験の対象とならない患者さんに対して、主たる治験は終了したが、まだ承認されていない治験薬を使う、あるいは参加募集が終わった実施中の治験薬で行う試験

　臨床試験はその進み具合から、初期の第Ⅰ相試験から、最終段階の第Ⅲ相試験までの3段階に分かれます（表）。新しい薬剤の第Ⅲ相試験は、なるべく短期間に多

くの患者さんに参加してもらうため、一つの国で行うことが難しくなってきています。また、新しい薬剤は人種を越えて効果や安全性を確認することも重要です。

　そこで最近では、大規模な第Ⅲ相試験の治験は、複数の国が参加する国際共同治験として行われることが多く、日本も積極的に参加しています。国際共同治験への参加は、新規薬剤の国内承認が海外より遅れる"ドラッグラグ"を防ぐことにもつながります。

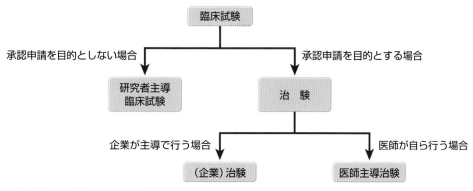

図　臨床試験の目的別分類

表　進み具合からみた臨床試験の分類

第Ⅰ相（フェーズ1）試験	がん種を問わず、少数の患者さんが参加します。候補となる薬剤の安全性や有効性、および体内でどのように変化していくか（薬物動態）を段階的に調べ、次のフェーズで用いる用法・用量を決めます。
第Ⅱ相（フェーズ2）試験	決まった疾患や病態で第Ⅰ相（フェーズ1）試験より多くの患者さんに参加していただき、決まった用法・用量での効果や安全性を調べます。
第Ⅲ相（フェーズ3）試験	有効性を最終的に評価する段階で、より多くの患者さんが参加します。新しい治療の効果や安全性を検証します。通常、従来の治療法（標準治療）との無作為化（ランダム化）比較試験[*1]として実施されます。現在有効な治療法がない場合は無治療との比較となり、薬剤の臨床試験ではプラセボ[*2]との比較試験も行われます。

＊1　患者さんを2つ以上のグループに無作為に分け（無作為化）、治療法などの効果を調べることです。各々のグループを公平に比較することができます。患者さんや担当医は振り分けられるグループを選べません。

＊2　プラセボ＝偽薬とは、有効成分を含まず、色や形といった外見、味やにおいなどが本物の薬と区別がつかないようにしたものです。治験薬の有効性や安全性を客観的に評価するために使います。

第4章

膵がんの治療

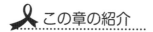この章の紹介

膵がんに対する治療を紹介します。

4-1 膵がんの進行の状況はどのように知ることができますか？

膵がんの病期（病期分類、ステージ）

　病期（ステージ）とは、がんの進行程度を表す言葉で、病期分類は膵がんの治療を考えるうえで極めて重要です。

　病期は、がんの大きさ（T因子：局所進展）、リンパ節転移の有無（N因子：リンパ節転移）、膵臓以外の臓器あるいは腹膜や胸膜にがんが転移している状態の有無（M因子：遠隔転移）の3つの要素で判定され、ステージ0、ⅠA、ⅠB、ⅡA、ⅡB、Ⅲ、Ⅳの7段階に分けられます。

　転移とは、がん細胞がリンパ液や血液の流れによって、近くや遠くのリンパ節、さらに膵臓以外の臓器や腹膜、胸膜などに飛び火している状態です。

　膵がんの病期分類には、日本膵臓学会が定めた『膵癌取扱い規約第7版増補版（2020年9月）』（以下、膵癌取扱い規約第7版増補版）の病期分類（**表1**）と、世界的に使われているInternational Union Against Cancer（UICC：国際対がん連合）の病期分類がありますが、両方の整合性が図られ、ほぼ同じ病期分類となっています。

表1　膵がんのステージ分類

	領域リンパ節への転移		遠隔転移がある (M1)
	なし (N0)	あり (N1)	
原発腫瘍を認めない (T0)、非浸潤癌 (Tis*)	0		
最大径が2cm以下、膵臓内に限局 (T1)	ⅠA		
最大径が2cmを超える、膵臓内に限局 (T2)	ⅠB	ⅡB	Ⅳ
がんは膵臓外に進展するが、腹腔動脈や上腸間膜動脈に及ばない (T3)	ⅡA		
がんが腹腔動脈もしくは上腸間膜動脈へ及ぶ (T4)	Ⅲ		

＊Tis：がんが膵管の上皮内にとどまっている（非浸潤がん）

〔日本膵臓学会編：膵癌取扱い規約第7版増補版、2020より作成〕

「ステージ」の後に付く数字が大きくなるに従って病気が進行していることを示します。

切除可能性分類

『膵癌取扱い規約第7版増補版』における切除可能性分類では、標準的手術により、「肉眼で見ても顕微鏡で見てもがんが残らない切除」が可能かどうかという観点から、「切除可能」「切除可能境界」「切除不能」に分けることが提唱されています（**表2**）。

膵臓の周囲には総肝動脈、上腸間膜動脈、腹腔動脈、門脈など重要な血管が走行しています（**図1**）。切除可能性評価に関してはがんが膵臓の周囲の主要動脈や門脈にどのように広がっているか、巻き込んでいるか、あるいは遠隔転移しているか

表2 切除可能性分類

切除可能	遠隔転移（膵臓以外の臓器あるいは腹膜や胸膜にがんが転移している状態）がなく、がんが周囲の主要血管から離れていて、切除すればがんが体内に残らない状態。
切除可能境界	明らかな遠隔転移は認めないものの、膵がんが周囲の重要な血管に接してしまい、手術を行っても組織学的に（顕微鏡で調べると）がんが体内に残っている可能性が高い状態。
切除不能	遠隔転移、または主要な動脈や門脈に広く接していたり、巻き込んだりしているため切除できないと判断される状態。

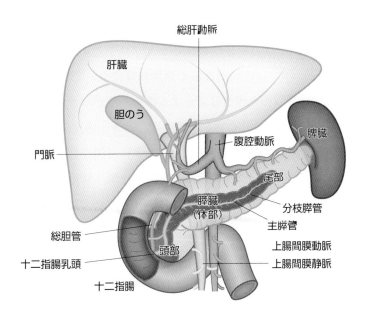

図1 膵臓と周辺の血管・臓器との位置関係

どうかを確認することが重要です。

　切除可能膵がんは、門脈にがんが接触していないか、接触している範囲が門脈の周囲180度未満、かつ上腸間膜動脈、腹腔動脈、総肝動脈などの主要な動脈とがんが接触していないものとされています（**図2A**）。

　切除可能境界膵がんは、手術をしても細胞レベルでがんが残る可能性が高いものとされています。さらに膵臓の周りにある門脈と動脈など重要な血管への浸潤（浸み込んで広がる）の程度により、「門脈浸潤のみ（BR-PV）」と、「動脈への浸潤がある（BR-A）」に分けられます。

　BR-PVとは、上腸間膜動脈、腹腔動脈、総肝動脈など「膵臓の周りの動脈」にがんは接触していないが、門脈にがんが半周以上接している（がんが門脈を巻き込んでいる）ものとされています（**図2B**）。

　一方、膵臓の周りにある総肝動脈、上腸間膜動脈、腹腔動脈にがんが接していると、手術をしてもがんが残ってしまう危険性があります。これらの動脈にがんが半周未満で接しているものはBR-A（**図2C**）と分類されます。

　また切除不能膵がんは、がんが膵臓周囲の上腸間膜動脈、腹腔動脈、総肝動脈の主要な動脈に半周以上接している「局所進行切除不能膵がん（**図2D**）」と、肺、肝、腹膜播種など遠隔転移がある「切除不能膵がん（遠隔転移あり）（**図2E**）」に分けられます。

🎗 切除可能性を評価するための検査

　その膵がんが切除できる可能性があるかどうかを考える指標として、『膵癌取扱い規約第7版増補版』では、局所進展や遠隔転移について造影MDCT（マルチスライスCT）の画像に基づいた画像診断をする際の基準が示されています。

　局所浸潤の程度は造影MDCTで評価することが、感度（浸潤があるときに浸潤ありと診断する割合）、特異度（浸潤がないときに浸潤なしと診断する割合）の面から推奨されています。加えて、膵がんの病期分類・切除可能性を調べるためにMRI、超音波内視鏡（EUS）、PET（ポジトロン断層撮影）、審査腹腔鏡なども行われます。

　それぞれの検査の特徴は以下の通りです。

・MRI：造影MRIは、がんの血管浸潤（腹腔動脈、総肝動脈、上腸間膜動脈、上腸間膜静脈〜門脈浸潤）を画像上に写し出すことに優れており、膵がんの局所進展を調べるうえでは、造影MDCTと造影MRIの両方を用いるのが望ましい、と

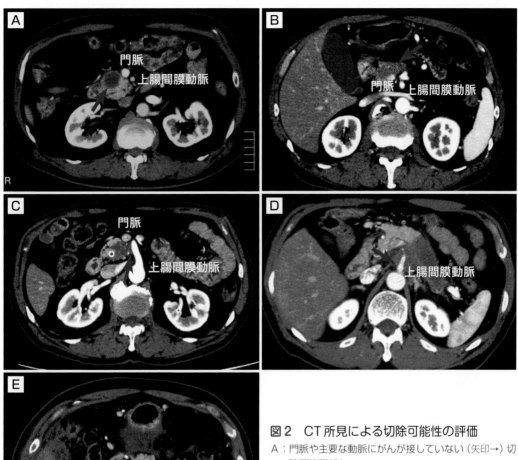

図2　CT所見による切除可能性の評価

A：門脈や主要な動脈にがんが接していない（矢印→）切除可能膵がん

B：門脈にがんが半周以上接している（矢印→）切除可能境界膵がん（BR-PV）

C：上腸間膜動脈にがんが半周未満で接している（矢印→）切除可能境界膵がん（BR-A）

D：上腸間膜動脈にがんが全周性に取り囲んでいる（矢印→）局所進行切除不能膵がん

E：肝臓への遠隔転移（矢印→）を伴う切除不能膵がん

されています。また、遠隔転移については、おもに「肝転移」が調べる対象となります。プリモビストという「MRIのための肝細胞特異性造影剤」を使うことで、肝転移をみつける精度が向上しています。

・超音波内視鏡（EUS）：先端に「超音波プローブ」を装着した内視鏡を使って行う検査で、膵臓や胆管、胆のうなどをお腹の中から調べる検査です。T因子（がんの大きさ）、N因子（リンパ節転移の有無）、血管浸潤の診断に優れており、病期分類や切除可能性を調べる造影MDCTでははっきりしないときに、この検査を追加することが提案（弱く推奨）されています。

・PET（ポジトロン断層撮影）：遠隔転移の診断において、FDG-PET^{エフディージー}は造影
　MDCTより診断の確実性が高いことから、遠隔転移が疑われる場合にはFDG-
　PETを行うことが推奨されています。
・審査腹腔鏡：全身麻酔下でお腹に小さな穴を開け、腹腔鏡というカメラで腹腔内
　（お腹の中）を見る検査です。CT、MRI、EUSなどの画像検査では、肝臓の表面
　にできた微小な肝転移や腹膜転移をみつけるのは難しいのですが、審査腹腔鏡な
　ら、そうした病変をみつけるのに適しています。腹膜転移など遠隔転移の可能性
　があるときにこの検査を行うことが提案（弱く推奨）されています。

MEMO

4-2 膵がんにはどんな種類の治療があるのでしょうか？

同じ膵がんでも、病気の進行の度合いによって最適な治療法は異なります。

ここでは治療法の種類（**表**）について紹介します。進行の度合いは**Q4-1**「膵がんの病期（病期分類、ステージ）」（→ 100ページ参照）をご覧ください。

表　主な膵がんの治療法

外科的治療（手術）	がんの部位	主な術式	切除部位
	膵頭部方向	幽門輪温存膵頭十二指腸切除術 亜全胃温存膵頭十二指腸切除術	膵がんとその周りの膵臓、胆管、胆のう、十二指腸、胃の一部*1
	膵尾部方向	膵体尾部切除術	膵がんとその周りの膵臓、脾臓
	全膵臓	膵全摘術	膵臓全体と胆管、胆のう、胃の一部、十二指腸

放射線療法	放射線療法の大分類	放射線療法の小分類	主な適応
	光子線治療	エックス線治療	局所進行膵がん（化学放射線療法）骨転移などへの緩和的照射
	粒子線治療	陽子線治療、重粒子線治療	局所進行切除不能膵がん

化学療法	化学療法の分類	実際の薬品名
	細胞障害性抗がん剤	ゲムシタビン塩酸塩、ナブパクリタキセル、S-1、FOLFIRINOX療法（イリノテカン、オキサリプラチン、フルオロウラシル、ホリナートカルシウム*2）、イリノテカン塩酸塩水和物　リポソーム製剤
	分子標的薬	エルロチニブ、オラパリブ、エヌトレクチニブ、ラロトレクチニブ
	免疫チェックポイント阻害薬	ペムブロリズマブ

支持・緩和療法	分類	例
	支持療法	吐き気に対する制吐薬、便秘に対する下剤、胆管狭窄に対する胆管ステント留置など
	緩和治療	がん疼痛に対する鎮痛薬や放射線療法、医療スタッフによる心のケアなど

＊1　近年は胃を温存する手術を行う傾向になってきています。

＊2　ホリナートカルシウムは日本では「レボホリナートカルシウム」が保険適用となり使用されています。

外科的治療法

「外科的治療法」とは一般的にいう「手術」のことで、主に病期（病気の進行度）が早い段階の膵がんに対して、病気が完全に治る“根治”を目的に行われる治療です。

膵がんの手術では、がんを残さず確実に取り除くために、がんだけでなくその周囲の正常な組織や、必要に応じて周辺の臓器を切除することもあります。

膵がんの手術には、対象となる部位によって大きく3通りの術式があります。

(1) 膵頭十二指腸切除術

膵頭部方向のがんを切除する際に行われます。

膵頭部から膵体部と、胆管、胆のう、十二指腸、胃の一部を取りますが、近年は胃の大部分を残す「幽門輪温存膵頭十二指腸切除術」や「亜全胃温存膵頭十二指腸切除術」という手術が行われるケースが増えています。

手術の詳細についてはQ4-9（→127ページ）をご覧ください。

(2) 膵体尾部切除術

膵尾部方向のがんを切除するときに行われる手術です。膵体部から膵尾部と、脾臓を切除します。

(3) 膵全摘術

がんが膵臓に広く存在しており切除が望ましい際は、膵臓全体と胆管、胆のう、胃の一部、十二指腸を切除する膵全摘術を行います。

放射線療法

放射線をがんに繰り返し照射することで、がん細胞を死滅させ、病気の進行を食い止める治療法です。

放射線療法を行う目的は大きく2つあります。1つは膵がんを縮小させるために行う場合と、もう1つは痛みなどの症状を緩和するために行うケースです。

照射する放射線の種類は、エックス線やガンマ線などを照射する「光子線治療」と、重粒子線や陽子線などを照射する「粒子線治療」に分けられます（136ページ参照→Q4-12）。

(1) エックス線治療

　　膵がんに対するエックス線治療では、高エネルギーのエックス線を複数回に分けて病巣に当てる治療が行われます。主に、局所進行期の膵がんに、化学療法と並行して行われ、これを「化学放射線療法」と呼びます。

　　一方、膵がんが骨などに転移して起きる「痛み」を緩和する目的で放射線を照射するときは、放射線療法単独で行われます。

(2) 粒子線治療

　　粒子線は、体の中をある程度進んだところで急激に高いエネルギーを周囲に与え、そこで消滅するという性質を持っています。つまり、病巣部周囲にのみ高いエネルギーで大きなダメージを及ぼし、そこまでの「通り道」が受ける損傷は小さくするような調整が可能なのです。

　　局所進行切除不能膵がんに対する重粒子線と陽子線治療は2022年4月から保険適用となり、治療効果の向上が期待されています。

化学療法

　　薬物を投与することでがん細胞を死滅させ、病気の進行を抑える治療法で、「薬物療法」とも呼ばれます。

　　近年、術後のがんの再発を防ぐために、手術の前後に一定期間、薬を投与する「術前・術後補助療法」の有効性が証明され、多くの施設で行われるようになりました。

　　また手術ができない場合でも、がんを攻撃する目的で化学療法が行われることがあります。この場合は、「患者さんが副作用に耐えられる範囲内で」という条件付きで、効果が出ている間、投与が続けられます。

　　効果の出方には個人差がありますが、中にはかなりよく効くケースもあります。

　　化学療法で使われる薬には、いずれも「副作用」が出ることがあります。副作用の出方や強弱は人によって異なりますが、次項の「支持療法（232ページ用語集参照）」を上手に行うことで、治療が長く継続できるようにサポートを受けることができます。

　　化学療法で使われる薬の分類は以下の通りです。

(1) 細胞障害性抗がん剤

膵がんの化学療法で多くを占める薬剤です。

がん細胞の「細胞増殖をつかさどる核の部分」などに作用して、細胞分裂を阻止する働きを持っています。細胞分裂ができなくなったがん細胞は生きていけなくなるので「細胞死」に追い込まれ、がんの進行が抑えられます。

(2) 分子標的薬

がん細胞が成長するために必要なタンパク質を、分子レベルで狙い撃ちする薬です。

膵がんにはチロシンキナーゼという「上皮成長因子受容体（EGFR）」だけを狙って攻撃する「エルロチニブ塩酸塩（以下エルロチニブ）」という分子標的薬が使えることになっていますが、治療効果に対して副作用が大き過ぎるという問題があるため、近年はあまり用いられなくなりました。

他にも、遺伝子のタイプが「生殖細胞（233ページ用語集参照）系列 $BRCA$ 遺伝子変異陽性」という型の膵がんで、事前にプラチナ（白金）系抗がん剤の治療効果がみられた人の維持療法（231ページ用語集参照）には、PARP阻害薬（オラパリブ）を使うことができます。さらに「$NTRK$ 融合遺伝子陽性」というタイプの膵がんには、ROS1融合タンパク、TRK融合タンパクを標的とする薬剤（エヌトレクチニブ、ラロトレクチニブ）が使えるなど、膵がんの遺伝子のタイプごとに効果の見込める薬を選んで使えるようになってきました。

その患者さんの膵がんのタイプがどれに当てはまるのか、最適の薬が存在するのかについては、「遺伝子検査」で調べることができます。

膵がんの場合、遺伝子検査で効果的な薬剤がみつかる頻度は決して高くありませんが、もし遺伝子のタイプに合致する薬がみつかると、高い治療成果が見込まれることがあるのも事実です。

(3) 免疫チェックポイント阻害薬 (234ページ用語集参照)

本来ならがん細胞を攻撃する役割を持っている「ヒト免疫細胞（ここではT細胞）」の働きを抑えているタンパク質の結合を阻止する薬です。抑えられていたT細胞の働きを正常な状態に戻す（活性化させる）ことで、T細胞にがんを攻撃させる働きがあります。

その薬の一つ「ペムブロリズマブ」は、高頻度マイクロサテライト不安定性

（MSI-High）や高い腫瘍遺伝子変異量（TMB-High）といった遺伝子変異を持つ膵がんが対象の薬です。

　これらのタイプに当てはまる確率は決して高くはないものの、稀に合致することがあります。

支持・緩和療法

　がんにかかると、個人差はあるものの、さまざまな症状に悩まされることがあります。がんに伴う痛みやだるさなどの症状のほか、手術後の痛みや抗がん剤投与による副作用など、「治療によって起きる症状」もあります。

　支持・緩和療法とは、こうした症状を軽くするための予防、治療、ケアのことです。

　いずれも QOL（生活の質）を良くすることを目的としていて、がん患者さんの体や心のつらさを和らげるために、さまざまな角度からの対応が必要となります。

　支持療法の例としては、抗がん剤治療による吐き気や便秘を改善する薬の使用や、膵がんによって胆管が狭くなって胆汁が流れなくなる閉塞性黄疸が起きたときに、胆汁が流れる経路を再び確保するために行う「胆道ステント留置」などがあります（178ページ参照→Q5-1）。

　緩和ケアの例としては、がんによる痛みを抑えるために医療麻薬などの鎮痛薬を使ったり、骨転移による痛みに対して行う放射線療法などがあります（194ページ参照→Q0-1）。

4-3 膵がんの治療は どのように決定するのでしょうか？

診療ガイドラインと推奨

　近年の医療は、科学的根拠（エビデンス）に基づいて行われるようになってきました（Evidence-Based Medicine：EBM）。

　例えば、「ある病気の治療法にAとBの2つがあり、AよりもBのほうが効果が大きい」という事実を証明する研究結果や論文があれば、Aの治療法を選ぶことに「科学的根拠がある」となります。

　診療ガイドラインは、ある病気についての検査や治療などの医療行為に関する課題（「クリニカルクエスチョン」といいます）をあげ、課題に対する診療の推奨の程度（勧められる度合い）を、科学的根拠に基づいて示した情報をまとめています。科学的根拠に基づいているので、患者さんと医療者は、治療方針や意思を決める際に、これを"拠りどころ"とすることができるのです。

　診療ガイドラインは主に現場の医療者向けに作られています。医療者の中でも特にその病気に詳しい複数の専門家によって執筆・編集が行われます。

　医療現場では、ガイドラインの"読者"である医療者によって、そこに示された標準的な診療方法と推奨度を確認し、さらに患者さんの状況を考慮した診療が行われることになります。

診療ガイドラインとの付き合い方

　ガイドラインで示される推奨は、「規則」でも「強制」でもありません。医療者と患者さんが治療方針を考えるうえでの「参考」にするために役立てる情報です。

　時代とともに医療が進歩し、以前とは別の治療が推奨されることもあり得るため、ガイドラインは最新の情報に基づいて改訂を続ける必要があります。

　しかし、ガイドラインの改訂には大変な労力を要するため、必ずしも定期的に改訂できるわけではありません。その時点で最新版のガイドラインを使うことをお勧

めします。

診療ガイドラインにおけるアルゴリズム（診療手順図）とは

　アルゴリズム（231ページ用語集参照）とは、何らかの課題を解決するための「手順」「方式」のことで、膵癌診療ガイドラインではフローチャートの形で示しています（2〜5ページ参照→膵がん診療の流れ（アルゴリズム））。

　対象となる疾患（ここでは膵がん）の診療行為について、ガイドラインで取り上げるべき課題を図示します。例えば、手術のあとに補助化学療法（抗がん剤治療）を受けたほうがよいか、受けないほうがよいか、などの課題です。

　ガイドライン作成委員会でそれら一つひとつの課題に対する選択肢について慎重に議論を重ね、推奨を決定していきます。

　そして、診療ガイドラインには、患者さんの病期や病状ごとの課題に対応する推奨を反映させた「診療手順図」としてアルゴリズムが掲載されます。

(1) 膵癌診療ガイドライン2022年版のアルゴリズム（診療手順図）

①診断分野：膵がんの診断に至るまでの検査の順序や、プレシジョンメディスン（個別化医療）の検査の位置づけを掲載しています。

②治療分野：膵がんと診断された患者さんの治療方法について、ステージ別の治療方法から、治療選択肢を掲載しています。

③化学療法分野：複数の治療選択肢があり、詳細にわかりやすく整理しています。

④プレシジョンメディスン分野：プレシジョンメディスンとは「個別化医療」のことで、おおむね、がん遺伝子検査やがんの遺伝子変異別の治療を指します。膵がん診療における、がん遺伝子検査や治療の進め方について、診療手順図を作成しています。

治療への希望を伝えるためにできること

　担当の医師は、患者さんの病気の状態や患者さん自身の身体的な状態、社会的な状態（例えば、他の病気の影響や通院が可能かどうかなど）から、ガイドラインに基づいて治療の選択肢を考えます。

　選択肢の中から治療を決めるには、患者さん自身の希望を反映させることが大切です。そこでは、仕事や介護、趣味、楽しみなど生活の中で大切にしていること、

やらなければならないことが考慮されます。

　また、担当の医師から提示された治療の方法、期待、負担などを正しく理解するには、事前に疑問を解決する必要があり、その意味で医師とのコミュニケーションはとても大切になります。「病気以外のことを尋ねてもいいのかな？」と思うかもしれませんが、病気の症状や治療のスケジュールなど生活に影響することもあるので、気になることについては遠慮せずによく話し合ってください。

　もし、「何を話し合えばよいのだろう」と迷った時は、「質問促進パンフレット」を活用できます。このパンフレットは、多くの患者さんや家族が医療者に尋ねたい質問や、伝えたいと考えることを箇条書きにしたリストです。事前にリストを見て、質問や伝えたいこと、確認したいことを書き込み、担当の医師に見せることで、自らの希望を伝えることができます。

　国立がん研究センターがん情報サービスから質問促進パンフレット「重要な面談にのぞまれる患者さんとご家族へ」をダウンロードすることができます。

　なお、本書には関連する内容として、**Q3-4、Q3-9**（→**62ページ、80ページ参照**）があるので、併せてご覧ください。

冊子「重要な面談にのぞまれる患者さんとご家族へ」（質問促進パンフレット）
国立がん研究センター　がん情報サービス
https://ganjoho.jp/public/dia_tre/dia_tre_diagnosis/question_prompt_sheet.html

4-4 高齢者の場合、年齢により治療法を考慮する場合はありますか？

膵がんを発症する年齢は年々高齢化しており、およそ半数が75歳以上との報告があります。

高齢になると体力や内臓の機能、認知機能が低下している場合もあるため、若年者と同じように手術や化学療法などをして大丈夫なのか、という問題があります。

「高齢者」とは何歳以上を指しますか？

近年、手術や化学療法などを含めた集学的治療（233ページ用語集参照）で議論となる「高齢者」という言葉が指す年齢は、それぞれの治療がもたらす「利益」と「不利益」によって異なります。

『膵癌診療ガイドライン2022年版』での「高齢者」の定義は、手術では80歳以上、化学療法では76歳以上を一つの基準として定めています。

ただ、一口に「高齢者」といっても、一人ひとりの全身状態には大きな差があることも事実です。年齢だけでなく全身の状態に留意することが重要となります。

80歳以上の高齢者に対する外科的治療は？

高齢の膵がん患者への手術の治療成績は若年者と変わりなく、化学療法と比べると良好な成績を示しています。

また、術後の合併症も年齢による大きな差はない、とされています。

一方で、高齢者は「自宅退院率」が低下する、という研究報告もあり、術後の生活の質は高齢者で悪化する傾向がみられるのは事実です。

そのため、高齢者の外科的治療を検討するときは、心機能、呼吸機能、栄養状態などに十分に留意する必要があるのです。

76歳以上の高齢者に対する化学療法は？

　遠隔転移した膵がんの化学療法として、76歳未満の患者さんには、

・FOLFIRINOX療法（オキサリプラチン、イリノテカン塩酸塩、フルオロウラシ
ル、ホリナートカルシウム併用療法）（ホリナートカルシウムは日本では「レボホリナートカル
シウム」が保険適用となり使用されています）

・ゲムシタビン塩酸塩（以下ゲムシタビン）＋ナブパクリタキセル併用療法

　の2つの治療法が推奨されています。

　このうち「FOLFIRINOX療法」は高齢者が受けると副作用が強く出るため、負担
の強い治療といえるでしょう。

　その点「ゲムシタビン＋ナブパクリタキセル併用療法」は、無作為化（ランダム
化）比較試験に登録された患者さんとして高齢者が含まれていたことから、最も勧
められる治療法といえます。

　このほかにも「ゲムシタビン単独療法、S-1（エスワン）単独療法」のように、前
述の治療法と比べて副作用がより軽度となる治療法もあり、高齢者の治療として勧
められます。

　高齢者は全身状態や合併する病気によっても治療方針が変わるため、化学療法で
使われる薬や組み合わせには、慎重さが求められます。

高齢者の全身状態の評価

　手術も化学療法も「身体機能や合併する病気を考慮する」という考え方のもとで、
「年齢だけで治療方針を決めない」という医学的な方向性が示されています。

　今後は身体機能や認知機能などの「高齢者機能」を評価することの重要性が高
まっていくことでしょう。その一例として、すでに「G8」と呼ばれる問診による高
齢者機能評価が使われ始めています。

Q 4-5 治療はいつまで続けるのでしょうか？ 効果がなくなったときや、再発・再燃したときはどうなりますか？

効果がある場合、なぜ抗がん剤治療を継続したほうがよいのか？

膵がんに対する抗がん剤治療の投与期間について、医学的にいつまで続ければよいのかを検証した報告はなく、適切な投与期間はわかっていません。

しかし、現在まで膵がんに対する多くの薬の効果を検証する報告（臨床試験）があり、すべての報告で、

・膵がんの病態が明らかに進行するまで

・継続が困難な重い副作用が発現するまで

治療が継続されています。

このように抗がん剤治療を継続することで有効性（予後の延長）が確認されているので、「予後の延長」という観点からは、「効果があって副作用がない」のであれば、長期的に抗がん剤治療を続けることが大切です。

ただ、抗がん剤治療に対する価値観は人によって異なります。抗がん剤治療を中断することで副作用のつらさから逃れられたり、治療費用の負担が軽くなることもあるでしょう。ご自身の価値観に合わせて、治療を続けるべきかどうかを主治医とよく相談して治療計画を立ててください。

抗がん剤治療を継続することによるデメリットは？

抗がん剤の中には、長期間にわたって使い続けることで副作用が徐々に積み重なっていくもの（蓄積毒性）があります。代表的なのが、ドキソルビシン塩酸塩を長期継続することで起きる心臓の障害です。そのため、これらの薬では投与量の上限が設定されています。

ただ、膵がんに使われる抗がん剤治療には蓄積毒性を起こす薬剤はないので、投与量の上限はありません。とはいえ、抗がん剤治療の継続によって「しびれ」などの副作用が強くなることがあり、副作用の程度によっては減量や休薬を検討するこ

ともあるので、不安があるときは主治医と相談してください。

🎗 効果がなくなっても病気が進行するのが心配だから
継続したほうがよいのでは？

　　抗がん剤を投与するかどうかは、投与によるメリット（病変を縮小させる、進行を遅らせる）と、デメリット（副作用や治療コストなど）のバランスをみて判断します。

　　病状が悪化した後も同じ抗がん剤治療を続けると、メリットよりデメリットが上回ることが予想されるのでお勧めできません。

　　明らかにがんが大きくなったり、新しいがんの病変が確認されたときは、治療を中止して、別の治療を検討します。

MEMO

Q 4-6 外科治療をするかどうかは どのように決めていくのでしょうか？

　膵がんと診断されたとき、外科治療を行うかどうかの判断は、CTやMRI、PET検査で病気の進行の程度をみて、検討します。がんが周囲の重要な血管に浸潤していない、あるいは他の臓器に転移していないときは「切除可能」となり、外科治療（手術）の対象となります。

　ただし、これだけを理由にして決めるわけではありません。最終的には患者さんの全身状態や治療への希望などを総合的に考慮して、外科治療を行うかどうかを決めていくことになります。

膵がんの進行に沿った治療方針

　手術によるがんの切除（外科治療）は、膵がんの根治が期待できる唯一の方法で、治療法を決める際の重要なポイントは、「がんを残さずに切除できるかどうか」となります。

　膵臓にできたがんは、大きくなるにつれて膵臓の周囲の血管に広がったり（局所浸潤）、肝臓や肺など他の臓器に転移したり（遠隔転移）、お腹の中に広く散らばる（腹膜播種）などして、「局所」から「全身」へと進行していきます（図）。

　そのため、膵がんと診断されたら精密CTやMRI、PET検査で病気がどの程度進んでいるのかを確認し、「がんを残さずに切除できるかどうか」を検討します。そして、局所浸潤や遠隔転移の有無によって、「切除可能」「切除可能境界」「切除不能」のいずれかに分類し（100ページ参照→Q4-1）、それぞれの分類に沿った最良の治療法を選んでいくことになります（110ページ参照→Q4-3）。

　なお、一般的に外科治療の対象となるのは、「切除可能」か「切除可能境界」と判断された膵がんです。

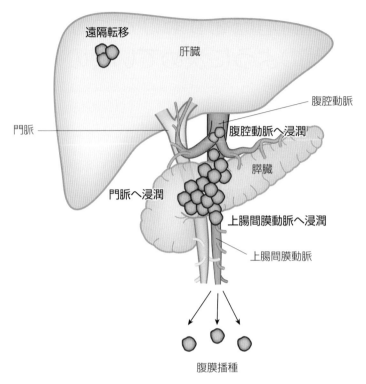

遠隔転移

肝臓

腹腔動脈

門脈

腹腔動脈へ浸潤

膵臓

門脈へ浸潤

上腸間膜動脈へ浸潤

上腸間膜動脈

腹膜播種

図　膵がんの進行様式

🎗外科治療の対象

　「切除可能」と判断された膵がんは、患者さんの状態に問題がなければ、手術による切除が最良の治療となります。これはがんを切除しなかった人や、手術以外の治療のみを受けた人と比べて、切除による治療を受けた人のほうが明らかに生存率が良かったという過去の研究結果、つまり「エビデンス」に基づく選択です。

　一方で膵がんは切除しても再発することが多い病気です。手術のみでは完全に治すことが難しいので、たとえ「切除可能」と判断されても、生存率を高める目的で一定期間の抗がん剤治療を受けてから手術に進むことが提案（弱く推奨）されています。

　特に「切除可能境界」の膵がんは、そのまま切除をしても周りの組織にがん細胞を取り残す危険性が高いことがわかっています。

　そのため、まず「抗がん剤治療」または「抗がん剤＋放射線療法」を一定期間行い、再度がんの状態を確認したうえで、外科治療に進むかどうかを判断します。

外科治療の危険性と治療効果

膵がんの手術は、全身麻酔をかけて、膵臓の一部と周囲の組織や臓器を併せて摘出する複雑な手術です。体への負担が大きく合併症が起きる危険性もあるため、医療者は手術を安全に行うために患者さんの全身状態を正しく把握しなければなりません。

持病（基礎疾患）のある人は、手術中や手術後に何らかの合併症が起こる危険性が高いので、心臓や肺、肝臓、腎臓の機能を詳しく調べます。

全身状態は個人によって異なるので、「実年齢」だけで手術の可否を判断することはありません。手術後の合併症の発生率は、「80歳以上」の高齢者と「80歳未満」の人を比べても同程度とされています。新しい医療機器の開発や手術技術の向上などを背景に、膵がんの手術を受ける高齢者の割合は年々増加しています。

最近では開腹手術ではなく、腹腔鏡やロボット支援下での膵切除術も行われるようになりましたが、こうした低侵襲手術を保険診療として受けられるのは、「一定の基準を満たした施設」に限られます。腹腔鏡手術もロボット手術も、膵がんに対してはまだエビデンスが不十分な面もあり、今後の検証が待たれるところです。

患者さんの全身状態については、「パフォーマンスステータス：PS（**表**）」という指標があり、日常生活の制限の程度から全身状態を推測することができます。

一般的に、外科治療を受けるにはパフォーマンスステータスが「2以下」であることが望ましいといわれます。最終的には、がんの進行度に加え、患者さんの治療に対する希望や手術の危険性（リスク）、治療効果（ベネフィット）を勘案し、外科治療を行うかどうかを決めていきます。

表 パフォーマンスステータス：PS（全身状態の指標）

スコア	状態
0	全く問題なく活動できる。 発病前と同じ日常生活が制限なく行える。
1	肉体的に激しい活動は制限されるが、歩行可能で、軽作業や座っての作業は行うことができる。 例：軽い家事、事務作業
2	歩行可能で自分の身の回りのことはすべて可能だが作業はできない。 日中の50％以上はベッド外で過ごす。
3	限られた自分の身の回りのことしかできない。 日中の50％以上をベッドか椅子で過ごす。
4	全く動けない。 自分の身の回りのことは全くできない。 完全にベッドか椅子で過ごす。

良 ↑ 悪

〔JCOG（日本臨床腫瘍研究グループ）http://www.jcog.jp/doctor/tool/ps.html より引用〕

Q 4-7 根治を目指した外科治療の流れを教えてください。

　膵がんと診断された後に外科治療を検討する時には、まず「進行の状況」を確認し、「切除可能性の評価」（100ページ参照→Q4-1）に従って治療方針を検討していきます。

　「膵がん切除可能性分類」ごとの外科治療の流れは次の通りです。

切除可能

　一般的に膵がんは、外科治療によってがんを切除しなければ根治は難しいと考えられています。そのため、切除可能な膵がんの場合は切除手術を治療の主軸に位置づけます。

　しかし、手術でがんを切除しても、再発することがしばしばあります。

　そこで現在では、「切除可能膵がん」と診断された場合でも、手術だけではなく、手術の前後に抗がん剤などを用いた治療を行うのが一般的です。

　手術の前後に行う治療は、手術後の再発率を少しでも下げることを目的としており、それぞれ「術前補助療法」「術後補助療法」と呼ばれます。

（1）手術前に行う治療

　上述の通り、「切除可能」と判断されてもすぐに手術をするのではなく、まず抗がん剤治療（術前補助療法）を行うのが一般的です。膵がんに対しては2種類の抗がん剤〔ゲムシタビン塩酸塩（以下ゲムシタビン）とS-1（以下エスワン）〕が使われます（153ページ参照→Q4-16）。

　治療は通常「1ヵ月半程度」とされますが、副作用の出方によってはもう少し長引くことがあります。

　術前補助療法が終了すると、あらためてCT（シーティー）などの画像検査や腫瘍（しゅよう）マーカーの値の測定などをして、治療効果を確認してから手術をするかどうかを検討し、「切除可能」と診断されると手術が行われます。

一方、画像検査で遠隔転移が見られたり、腫瘍マーカーの値が治療前よりも明らかに上昇したときは、手術をするかどうかを含めて、その後の治療法を再検討することがあります。

(2) 手術

手術は「がんを取り残さないこと」が重要です（117ページ参照→Q4-6）。

そのため、手術を始めると「本当に切除が可能なのか」をまず確認し、「切除可能」と判断されたら手術を続行します。

膵がんでは、取れる範囲だけ取る手術（腫瘍減量手術）は通常は行いません。そのため、手術を始めてからでも「取り残しが生じる危険性」があることが明らかなときには、膵がんを切除する手術を中止することがあります。そうなった場合には、症状を改善することを目的とした手術や、食物の流れを確保するための手術のみを行うことはあります。

(3) 手術後に行う治療

手術が終わって順調に回復した後には、再発予防としての抗がん剤治療（術後補助療法）を行うのが一般的です。治療内容の詳細は通常はエスワンという内服の抗がん剤を使いますが、エスワンが体質に合わない人はゲムシタビンという点滴の抗がん剤を、手術後8〜10週間以内に開始します（153ページ参照→Q4-16）。

この術後補助療法は半年間継続します。

🎗 切除可能境界

(1) 切除可能境界膵がん（ボーダーラインリセクタブル膵がん）とは

切除可能境界膵がんとは、切除可能な膵がんと切除不能な膵がんの中間に位置する分類で、「ボーダーラインリセクタブル膵がん」とも表現されます。

すぐに手術をしたとき、見える範囲ではがんを取り切れても顕微鏡で見るとがん細胞が残っている危険性が高い膵がんです。

切除可能境界膵がんには、がんが門脈に接している範囲が"半周以上"の「BR-PV膵がん」と、上腸間膜動脈や肝動脈などの膵臓の周辺の動脈に"半周未満"接している「BR-A膵がん」の2種類があります。

(2) 治療方針

　　切除可能境界膵がんはすぐに手術をしてもがんが残る危険性が高いので、術前治療（化学療法や化学放射線療法）でがんを縮小・死滅させてから手術を行います。術前治療後に、あらためてCTなどの画像検査を行い、悪化していないことを確認して手術をします。

　　化学療法と化学放射線療法のどちらがよいのか、また化学療法をするときに使う抗がん剤は何が最適なのかについては、現状では結論が出ていません（**158ページ参照→Q4-17**）。そのため施設によって治療内容が異なります。

(3) 手術

　　手術の術式は「膵頭十二指腸切除術」「膵体尾部切除術」「膵全摘術」の3つがあります（**127ページ参照→Q4-9**）。切除可能境界膵がんは主要な血管に接しているので、がんと一緒に血管の一部を合併切除したり再建（つなぎ合わせること）したりすることが少なくありません。具体的には「門脈の合併切除・再建」「肝動脈の合併切除・再建」「腹腔動脈の合併切除」です。

　　一方、上腸間膜動脈にがんが接しているときは、動脈の合併切除は行いません。手術中に上腸間膜動脈とがんを離せないときは、「切除不能」となり、手術は中止します。

　　なお切除可能境界膵がんに対する手術は技術的に非常に難しいので、専門施設で受けることが勧められます。

(4) 手術後に行う治療

　　手術が終わって順調に回復すると、切除可能膵がんと同じように再発を予防するための抗がん剤治療（術後補助療法）をします。通常はエスワンという抗がん剤を内服し、エスワンが体質に合わない人はゲムシタビンという点滴の抗がん剤を手術後8〜10週間以内に開始。この治療は半年間にわたって継続します（**158ページ参照→Q4-17**）。

🎗 局所進行切除不能

(1) 局所進行とは

　　膵臓の周りには胃、小腸、肝臓などに血液を送る重要な血管が多く走行しています。遠隔転移はないものの、周囲の主要血管（門脈や上腸間膜動脈、肝動脈や腹腔

動脈など）に膵がんの広範囲な浸潤があることを「局所進行」といいます。

　がんが血管に浸み込んでいると、たとえ手術をしても血管の周りにがんが残ってしまうため、「切除不能」と判定されます。

　このように、広範囲な血管浸潤のために手術ができない膵がんを「局所進行切除不能膵がん」といいます。

（2）治療方針

　局所進行がある膵がんは、外科治療ではなく化学療法や化学放射線療法を行います（136、161ページ参照→Q4-12、Q4-18）。繰り返しますが、膵がんの手術は「がんをすべて取り切れるとき」にのみ行うのが基本なのです。

　がんを取り残す危険性の高いときは、根治を目的とする手術はしません。

　化学療法や化学放射線療法をして、その後の定期的な血液検査や画像検査で腫瘍マーカーの値の低下や腫瘍の縮小が確認できたら、あらためて手術を検討します。

（3）化学療法後の外科治療（コンバージョン手術）

　近年、有効な薬物療法が開発されたことで、診断時に「切除不能」とされた局所進行膵がんが、画像で見て「外科治療可能」と判断されるまで縮小するケースが増えてきました。このように、診断時は「切除不能」だったがんを薬物療法で「切除可能」な状況に持ち込んでから行う手術を「コンバージョン手術」といいます。

　ただし、コンバージョン手術には、拡大手術（127ページ参照→Q4-9）による合併症が増えたり、すぐに再発する危険性もあることが指摘されています。『膵癌診療ガイドライン2022年版』では、局所進行が確認された膵がんへのコンバージョン手術は、「行う」ことが提案（弱く推奨）されています。

　しかし、手術の前に長期間にわたって化学療法を受けることで、患者さんの体への負担が大きくなるのも事実です。また、どの程度の効果があったら手術をするべきか、どの程度までの拡大手術なら許されるのかなど、手術基準はまだ確立されていません。

　以上のことからも、「切除不能」からのコンバージョン手術をするかどうかの判断は、慎重に検討する必要があります。そして、もし手術を受けるなら、非常に難度の高い手術であることは確かなので、膵がん治療の経験が豊富な専門施設（ハイボリュームセンター）での治療が勧められます（125ページ参照→Q4-8）。

🎗 遠隔転移切除不能

(1) 遠隔転移とは

膵臓から血管やリンパ管などを通して、肝臓、肺、腹膜、傍大動脈リンパ節、骨、脳などの遠く離れた臓器にがんが移動し増殖した状態を「遠隔転移」といいます。

(2) 治療方針

遠隔転移がある膵がんは、局所的な治療である手術や放射線療法のみでは治癒できないので、全身治療である化学療法（164ページ参照→Q4-19）をすることになります。

まず化学療法をしながら定期的に血液検査や画像検査を行い、腫瘍マーカーの値の低下や遠隔転移の消失・縮小が確認できたときに、あらためて手術を検討することになります。

(3) 化学療法後の外科治療（コンバージョン手術）

近年は薬物療法の治療効果により、当初確認できていた遠隔転移が見えなくなる、あるいは小さくなるなどして、コンバージョン手術が可能になることが増えてきました。

ただ現状では、診断時に遠隔転移があった膵がんにコンバージョン手術をすることのメリットは不明です。『膵癌診療ガイドライン2022年版』にも「集学的治療（233ページ用語集参照）が奏功した場合であっても外科的治療を行うべきか否かは明らかでない」と書かれています。

しかし、コンバージョン手術でがんを切除することで、再発せずに長期間の生存を得られることは、あり得ないことではありません。これはメリットといえるでしょう。

一方、拡大手術による合併症や死亡率の増加、早期再発の危険性が指摘されており、これはデメリットといえます。

局所進行切除不能膵がんと同じように、どんな治療効果がみられたら手術をするか、どの程度までの拡大手術が許されるのかなどの手術基準は、まだ明らかにはなっていません。今後のさらなる検討が待たれます。

Q
4-8 手術は症例数の多い病院で 受けるほうがよいのでしょうか？

膵がんの手術をどの病院で受けるかは、手術例数（実績）を参考に検討することをお勧めします。

膵がんの手術は体への負担が大きく、合併症のリスクも伴います。過去に報告された膵がんの手術治療成績の解析によると、手術例数の多い病院は少ない病院より手術後の死亡率が低く、長期的な治療成績も良いという結果が出ています。その意味でも「実績の豊富な病院が有利」といえるのです。

ただ、必ずしも自宅の近くに手術例数の多い病院があるとは限りません。自宅から遠い病院だと、通院や緊急時の受診が困難になるので、自宅に近い病院と密接に連絡を取り合ってくれるかどうかを、あらかじめ確認しておきましょう。

ハイボリュームセンター

手術でがんを取り残すことなく摘出できるかどうかは、膵がんが治癒するかどうかに直結する重要事項です。

膵がんの手術には、極めて高い技術はもちろん、徹底した手術後の全身管理が求められます（127ページ参照→Q4-9）。がんの進行度や炎症の程度によっては、手術が長時間になったり、出血量が多くなることもあるため、習熟した医師がチームを組んで行う必要があります。

手術例数が多い病院を「ハイボリュームセンター」と呼び、例数が少ない病院より治療成績がよく、また手術によって起こり得る合併症の発生率が低いことがわかっています。その理由として、ハイボリュームセンターでは消化器外科、消化器内科、放射線科など複数の診療科が協力することで、正確な診断、手術前後の管理、合併症発生時の迅速な対応など、最善の診療体制を整えていることがあげられます。

膵がん切除後に補助療法（153ページ参照→Q4-16）を行うことで再発率が下がり、生存率が向上することがわかっていますが、ハイボリュームセンターでは手術後の回復が速やかで、補助療法の症例も豊富です。そのため、手術例数が少ない

病院に比べて長期的な治療成績も良好であることがわかっています。

　ハイボリュームセンターには「手術件数」に明確な基準はないものの、ホームページなどで実績を公表している施設は増えています。専門団体（日本膵臓学会や日本肝胆膵外科学会、患者団体のパンキャンジャパン）のホームページでも、膵がん治療に専門的に取り組んでいる病院が公表されています（57ページ参照→Q3-2）。

　お住まいの地域にハイボリュームセンターがない場合は、通院や緊急時の受診が困難になる可能性があります。自宅近くの信頼できる病院や診療所からハイボリュームセンターを紹介してもらい、必要に応じてハイボリュームセンターとの連携のもと、手術前後のフォローアップはお住まいの地域の医療機関で受けられるように調整してもらうとよいでしょう。画像診断や検査データの情報交換、治療方針の相談なども病院間でやりとりしてもらえます。

　ハイボリュームセンターの多くは、「セカンドオピニオン」の窓口を設置しています。セカンドオピニオンとは、今かかっている病院とは別の医療機関の医師に、診断や治療についての意見を求めること。セカンドオピニオンを受けることは患者さんの権利の一つでもあるので、不安や心配事があるときは、遠慮をしないで、担当医に申し出てください（64ページ参照→Q3-5）。

🎗 がん登録へのご協力をお願いします

　日本では、National Clinical Database（NCD：日本の外科系諸学会を中心としたデータベース事業）の取り組みとして、膵がんに関する診断、治療、経過などを登録し、データを集積する事業が進められています（膵がん登録：日本膵臓学会の膵腫瘍登録事業）。

　これは膵がんの治療成績を向上させるために膵がんの診療情報を継続的に調査する登録制度で、個人情報は厳守されます。

　集められたデータは、膵がん手術のリスク予測やハイボリュームセンターの基準づくりなどに役立てられます。

「一般のみなさまへ」
National Clinical Database
https://www.ncd.or.jp/community/information.html

Q 4-9 外科手術の種類は どのようなものがありますか？

膵がんではがんの膵臓内での場所によって

①膵頭十二指腸切除術

②膵体尾部切除術

③膵全摘術

が行われます。

また、現在ではそれぞれの術式に対してより体への負担を低減させる目的で

④低侵襲手術（腹腔鏡下膵切除、ロボット支援下膵切除）

が行われることが増えています。

膵頭十二指腸切除術

・手術適応：膵頭部領域にがんがあるときに行う手術です。

・切除部位：膵頭十二指腸切除術は、胃の一部から十二指腸、胆のうと下部胆管、膵臓の頭側3分の1から2分の1程度を周辺リンパ節とともにひとかたまりで切除します（図1）。

　以前は胃の約半分を切除していましたが、最近ではできるだけ胃を温存する術式（幽門を含め胃の大部分を残す「幽門輪温存膵頭十二指腸切除」、あるいは幽門付近のみ切除する「亜全胃温存膵頭十二指腸切除」）が多く選択されます。

　切除後に残った臓器と臓器をつなぎ合わせます。具体的には、膵消化管吻合（膵腸吻合）、胆管空腸吻合、胃空腸吻合などが行われます（図2）。

膵体尾部切除術

・手術適応：膵体尾部領域にがんがあるときに行う手術です。

・切除部位：膵体尾部だけでなく、脾臓につながる血管（脾動脈と脾静脈）や周辺リンパ節とともに切除するため、脾臓も同時に切除されます（図3）。

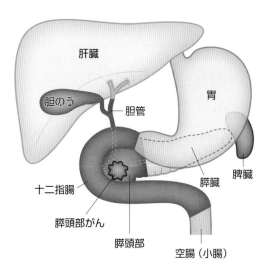

図1　膵頭十二指腸切除術
グレーの部分を切除します。

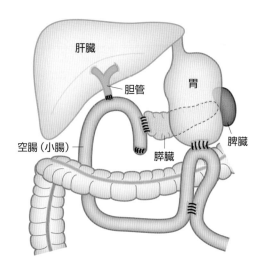

図2　代表的な膵頭十二指腸切除術後の再建方法

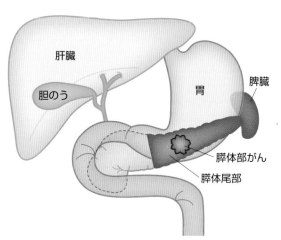

図3　膵体尾部切除術
グレーの部分を切除します。

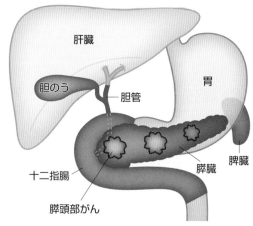

図4　膵全摘術
グレーの部分を切除します。

切除後に、膵頭十二指腸切除術のような再建は必要ありません。

🎗 膵全摘術

・手術適応：がんが膵臓全体に広がっているときに行う手術です。

・切除部位：膵臓だけでなく、胃の一部から十二指腸、胆のうと下部胆管を、周辺のリンパ節とともにひとかたまりで切除します（**図4**）。

切除後に残った臓器と臓器をつなぎ合わせて再建を行います（胆管空腸吻合、胃空腸吻合）。

なお、手術後は膵臓の機能を補うために、インスリン注射や膵酵素製剤の内服などが生涯にわたって必要となります。

門脈合併切除

膵頭部の背中側に、門脈という非常に重要な血管があります。膵臓にがんができると、門脈に浸潤すること（広がっていくこと）があり、がんを完全に切除するために、門脈の一部を切除し、血管をつなぎ合わせる手技（門脈合併切除）も同時に行います。

しかし、門脈合併切除を行うことによって、予後が改善するかどうかは明らかではなく、また、浸潤の程度が強いときは、切除できないこともあります。

拡大手術

がんの手術では、がん組織が残らないように取りきることがとても重要です。過去の膵がんの手術では、予防的にできるだけ広い範囲（膵臓の周囲のリンパ節や神経組織）を切除する「拡大手術」が行われることがありました。

膵がんに対して拡大手術を行うことが本当によいことなのかを確かめるために、標準的手術（拡大手術ではなく、がんのある膵臓の部位とその周囲の組織だけを切除する手術）と拡大手術を比較する臨床試験が、日本をはじめ、米国、イタリア、韓国で行われました。

それぞれの試験ごとに「標準的手術」「拡大手術」の定義が異なるため、直接比較はできませんが、結論としては、膵がんに対する拡大手術は予後を改善しなかったということがわかりました。

さらに、拡大手術ではむしろ下痢や体重減少などの合併症が多いことが明らかとなり、現在は、予防的な拡大手術は不必要と考えられます。

腹腔鏡下膵切除術、ロボット支援下膵切除術

お腹を開ける開腹手術と比較して、創の小さい内視鏡外科手術（腹腔鏡下手術・ロボット支援下手術）は術後の痛みが少ない、出血量が少ない、入院期間が短いな

どの利点があり、さまざまな消化器外科手術で普及しています。

🎗 低侵襲（腹腔鏡下手術・ロボット支援下手術）膵頭十二指腸切除術

　低侵襲膵頭十二指腸切除術は2020年4月に「リンパ節・神経叢郭清を伴う」「周辺臓器の合併切除を伴う」悪性腫瘍に対して保険適用となりました。しかし、保険診療で行うには定められた施設基準と術者基準があり、基準を満たした施設、術者のもとで行われる必要があります。

　限られた報告ですが、低侵襲膵頭十二指腸切除術のほうが開腹手術に比べて、術後合併症発生率、術中出血量、周術期輸血率、術後在院日数で優れている、という報告が出ています。

🎗 低侵襲（腹腔鏡下手術・ロボット支援下手術）膵体尾部切除術

　低侵襲膵体尾部切除術においても、保険診療で行うには定められた施設基準があり、施設認定を受けている必要があります。低侵襲膵体尾部切除術は熟練した施設において実施されることで、術中出血量や術後合併症を減少させる点で優れており、予後も開腹手術に劣ることはないと考えられています。

　しかし、他臓器浸潤がある場合や血管合併切除を要するときには、ほとんど行われていません。

　このように、腹腔鏡下膵切除術・ロボット支援下膵切除術は普及しつつありますが、開腹手術に比べて本当に安全性で劣らないか、腫瘍学的に有効かどうかは、今後明らかにすべき重要な課題といえます。

4-10 外科治療をする場合の入院期間、合併症、費用などを教えてください。

入院期間

膵がんの外科治療での入院期間は、患者さんごとの持病や入院施設、手術内容、合併症の発生状況によっても異なります。一般的に、開腹手術と比べて腹腔鏡下手術(ふくくうきょうか)やロボット支援下手術などの低侵襲手術(ていしんしゅう)では、入院期間が短くなるといわれています。

合併症

膵臓の手術後には、さまざまな合併症が発生することがあり、発生時期により、急性期と慢性期に分けることができます。以下に、主な合併症を示します。

(1) 急性期(手術が終わってから数週間以内)の合併症

・膵液ろう:膵臓の切除した断面や膵臓と腸をつないだ場所から膵液がお腹の中に漏れることです。膵液が漏れると周囲の組織を溶かすことで膿(うみ)がたまったり、近くの血管を溶かして出血の原因となることがあります。
・腹腔内膿瘍(ふくくうないのうよう):お腹の中に膿がたまる合併症です。膵液ろうなどが原因となることが多く、発熱や腹痛を伴うことがあります。
・腹腔内出血(ふくくうないしゅっけつ):膵液ろうなどが原因で動脈の壁が破れて大出血することがあります。血管造影をして出血している血管を詰めることで止血します。
・胃内容排出遅延(いないようはいしゅつちえん):一時的に胃の動きが悪くなることにより、食物や胃液などが排出できなくなり、しばらくの間食事ができなくなります。時間の経過とともに改善しますが、それまでの間は食事が摂れなくなるため、点滴をしたり、鼻から細い管を胃の中まで入れて栄養を補給することがあります。
・胆汁ろう(たんじゅう):胆管(たんかん)と腸をつないだ場所から胆汁が漏れる合併症です。膵液ろうと同じように腹腔内膿瘍や腹腔内出血の原因となることがあります。

・縫合不全：胃と腸をつないだ部分から消化液がお腹の中に漏れることで、お腹の中に膿が溜まることがあります。

・胆管炎：胆管と腸をつないだ部分から腸内の細菌が胆管内に逆流することで、胆管で炎症を起こす合併症です。高熱の原因となるため、抗生物質で治療を行いますが、改善しない場合は、内視鏡的な治療を行う場合もあります。

（2）慢性期（退院後から数年間）

・糖尿病：膵臓を切除することで、おもに血糖を下げるホルモンのインスリンの分泌が減少して糖尿病になる危険性があります。

・栄養障害：膵液の分泌が減ることで消化酵素が減少するため、消化吸収が悪くなり、下痢や脂肪便、ビタミン欠乏を招いて、栄養失調や体重減少になることがあります。そのため、食物の消化を助け、栄養状況を改善する目的で、高力価パンクレリパーゼ製剤などの膵消化酵素補充薬を服用します。

・胆管炎：手術が終わって退院した後でも、胆管炎による高熱が出ることがあります。

費用

　膵がんの手術にかかる入院費用は、入院施設、入院期間、手術内容や合併症の発生状況によって異なりますが、3割負担の場合、開腹手術、低侵襲手術ともに膵頭十二指腸切除術は約90万円、膵体尾部切除術は約50万円程度となります。

　これに加えて、公的医療保険が適用されない入院中の食事代や差額ベッド代などの諸費用は別にかかります。

　なお、高額療養費制度なども利用できるので、病院の窓口で相談してください（67ページ参照→Q3-6）。

Q 4-11 外科治療後の日常生活、通院などについて教えてください。

　膵がんに対する外科治療後には定期的な経過観察を行う必要がありますが、日常生活や職場への復帰も十分可能です。

日常生活や職場への復帰

　膵がんの手術後には、体の痛みや倦怠感（だるさ）などの自覚症状から、日常生活での活動量が減少しがちになり、その結果、退院後にも体力や筋力などが低下した状態が続いてしまうおそれがあります。手術後に運動療法を行うことで、体力や全身の筋力が改善するとともに自覚症状も軽減し、生活の質が回復することが明らかになっているので、積極的に日々の活動量を増やし、生活習慣としての運動を継続しましょう。

　運動療法は入院中から徐々に開始しますが、術後の経過や創部の状態によっては適した運動療法が異なることがあるので、主治医やリハビリテーション科の医師、理学療法士、作業療法士とよく相談してください（**220ページ参照→Q8 1**）。

　肉体的な負担が小さな仕事なら、早期からの職場復帰が可能です。体力や筋力の回復、自覚症状の改善の度合いに合わせて、徐々に元の仕事内容に復帰していくとよいでしょう（**67ページ参照→Q3-6**）。

膵機能の補充

　膵臓には、「インスリン」や「グルカゴン」といったホルモンを作り出す「内分泌機能」と、多くの消化酵素を含む膵液を分泌する「外分泌機能」があります。

　手術を受けるとこれらの内外分泌機能が低下するため、術後の栄養状態を改善・維持するためには適切な補充療法が必要となることがあります。また内分泌機能が正常ではなくなると、血糖をうまくコントロールできなくなるため、内服治療やインスリン補充療法が必要となります。

一方、外分泌機能が低下すると、消化吸収障害（脂肪便、下痢、腹部膨満<ruby>膨満<rt>ぼうまん</rt></ruby>、体重減少など）を起こすため、高力価パンクレリパーゼ製剤という膵消化酵素補充薬の内服が必要になります。

経過観察期間と方法

膵がんの再発は、大半が術後2年以内に起きます。そのため、術後最初の2年間は3〜6カ月ごとに、それ以降は6〜12カ月ごとに、最低5年間は腫瘍マーカー値を測るための血液検査と、CTやMRI検査で再発病変がないか確認することが重要です。

なお、術後5年間の経過観察は、膵がん以外のがんでも一般的に行われています。

一方で、最近では早期診断に向けた取り組みや治療法の進歩などにより、術後5年以上の長期生存者の報告例も増加しています。そのため、今度は術後5年以上経過してから残っている膵臓内に再発する「晩期再発」と、肺に転移再発するケースが注目されています。

しかし、これらの再発がんも早い段階で発見して切除することで良好な予後が得られることがあります。

術後どの程度の期間経過観察するべきかという問題については、現状では明らかな答えは出ていません。検査に伴う放射線被ばくや内視鏡合併症のリスク、通院や医療費など、患者さんが受ける身体的・経済的な負担の問題もあるので、主治医とよく相談のうえで計画を立ててください。

連携パス（かかりつけ医との連携）

「がん地域連携パス」とは、がん診療連携拠点病院と地域のかかりつけ医が、患者さんごとに診療情報共有と役割分担をして、これからの診療目標や注意点を明確にすることで、チームとして患者さんを支えていく仕組みです。

患者さんが住み慣れた地域での暮らしを続けながら、科学的な根拠に基づいた適切な治療を受けられるよう、がんの種類に応じて標準化された連携パス（診療計画書）を利用することで、診療の待ち時間や通院時間の短縮など治療に伴う負担の軽減を目指します。

また、患者さんは連携パスを利用することで、診療計画や病気を理解し、治療の目標を管理することに役立てることができます。連携パスには、日常生活の過ごし

方、抗がん剤の副作用が出たときの対応方法なども記載されているので、病状に変化があれば早期発見・早期対応を行い、質の高い医療を実現するために活用できます。

MEMO

Q 4-12 放射線療法とはどのような治療法ですか？どのような種類がありますか？

放射線療法の種類

　膵がんに対する放射線療法は、主に体の外から放射線を当てる「外部照射_{しょうしゃ}」が行われます。がん治療に使用される放射線にはいくつかの種類がありますが（**図1**）、膵がん治療では、エックス線、陽子線、重粒子線_{じゅうりゅうし}が用いられることが一般的です。

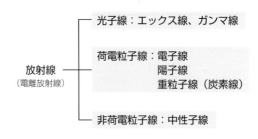

図1　放射線の種類

（1）エックス線の特徴

　エックス線は体の表面近くで線量が最大になり、体内を進むにつれて線量は減少します（**図2**）。そのため、体の奥にあるがんにエックス線を照射すると、がんより手前の正常組織が大きなダメージを受けることになってしまうのです。

　そこで、膵がんのように体の深い部分にあるがんを治療する際には、多方向から弱い線量をがんに向けて照射し、がんのある部位で重なり合うことで線量が最大量になるような「3次元原体照射（多門照射_{たもん}）」が行われます。

　また、コンピュータで最適化計算をすることで、それぞれの方向から照射される放射線の強さに強弱をつけ、がんの形状に一致した集中性の高い照射を行う「強度_{きょうど}変調放射線治療（Intensity Modulated Radiation Therapy：ＩＭＲＴ）」という技術も導入されています。

　さらに、「体幹部定位放射線治療_{たいかんぶていい}（Stereotactic Body Radiation Therapy：

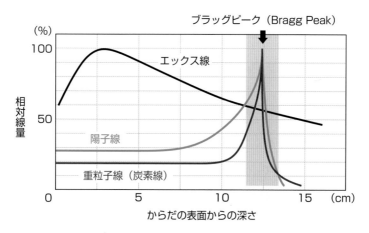

ブラッグピーク（Bragg Peak）

図2　各種放射線の体内における線量分布（参考）

ＳＢＲＴ）」は、多方向から高精度に放射線を照射し、一度に大線量を投与することで、短期間で通常よりも多くの線量を投与することができる技術です。

　IMRTとSBRTを同時に用いて、より高度な照射を行うこともあります。しかし、一般的にがんと重要な臓器が近い膵臓のがんに対して、十分な線量を安全に投与することは簡単なことではありません。そこで、照射直前の臓器の位置をＣＴ画像などで確認してから照射する「画像誘導放射線治療（Image Guided Radiation Therapy：ＩＧＲＴ）」という技術も利用されています。

　近年は、腫瘍内部やその周囲に「金マーカー」を留置して、がんの位置を正確に把握する工夫や、患者さんの画像情報をCTではなくＭＲＩで取得して照射を行う「MRリニアック」など、より精度の高い技術の開発が進んでいます。

（2）粒子線の特徴

　陽子線や重粒子線（炭素イオン線）などの粒子線は、エックス線と違って体の表面近くではエネルギーが低く、体の奥まで進んで粒子が停止する直前にエネルギーが最大になる「ブラッグピーク（Bragg Peak）」を形成するという特徴があります（**図2**）。

　がんのある場所や大きさに合わせてブラッグピークが起きるように深さや幅を調整することで、がんに対して線量を集中的に照射でき、周囲の正常組織への影響は少なくすることができます。

　重粒子線治療で用いられる炭素イオンは、陽子と比べると12倍の重さを持つ粒子です。重い粒子ほど線量を集中させやすく、周囲に重要臓器が近接する膵がんへの照射では有利といえます。

また粒子線治療は、高い効果を得るために、より高い線量を投与することが一般的であり、エックス線治療でIMRTやSBRTを行う場合と同様に安全かつ精度の高い治療が行われています。

　エックス線、陽子線、重粒子線はいずれも放射線療法であることに変わりはありません。がんと重要な臓器が十分に離れている状況で、同じ強度の照射ができれば、どの放射線療法を選んでも、効果に大きな差はないと考えられています。

　しかし、現実的には放射線の種類によって、がんと重要臓器が近接していることから高線量を照射できない、あるいは重要臓器を避けるためにがんの一部分にしか高線量を照射できない、といったケースがあります。

　実際にどのくらいの線量をどの範囲に照射できるのかは患者さんのがんの部位や大きさ、形状などによって異なるので、放射線治療専門医と相談しながら慎重に治療を進めていくことになります。

がんの状況ごとの放射線療法──治療適応と期待される効果

(1) 局所進行切除不能膵がん

　遠隔転移のない切除不能の膵がんには、生存期間を延ばすことを目的とした放射線療法が行われます。

　特にがんが周囲の重要な血管を巻き込んでいて手術では完全にがんを切除できないと判断される「局所進行切除不能膵がん」（**図3**）には、次の3つの治療の選択肢があります。

・化学療法単独
・化学放射線療法（化学療法＋放射線療法）
・放射線療法単独

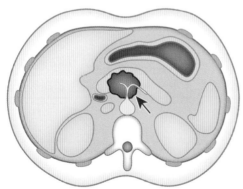

図3　重要な血管を巻き込んだがん病変
がんが腹腔動脈（赤矢印）を巻き込んでいます。

この３つの治療法を比較検討した臨床試験によると、「化学療法単独」と「化学放射線療法」の生存期間が「放射線療法単独」より優れている、という結果が報告されています。

この２つの治療法は安全性も高く、すでに広く行われていることから、「局所進行切除不能膵がん」に対する治療法として推奨されています。

(2) 切除可能境界膵がん

手術はできるものの、それだけではがんが残る危険性が高い「切除可能境界膵がん」に対して、手術前に化学放射線療法を行うことも提案（弱く推奨）されています。

これは、手術前に化学放射線療法を行うことで、がんの縮小やリンパ節転移の頻度の低下、がんの取り残しが少なくなる可能性が高く、生存率が向上する、という報告に基づく提案です。

(3) 痛みを伴う切除不能膵がん

切除不能膵がん（局所進行切除不能および遠隔転移を伴う場合）では、原発巣のがんによってお腹や背中の痛みが起こることがあります。

このようなケースでは、痛みの緩和（痛みの程度が軽くなる率50〜100％）や、痛みを抑えるために使う鎮痛薬の量を減らすこと（痛み止めの薬の使用量が減る率50〜90％）を目的に、放射線療法や化学放射線療法を行うことがあります。

(4) 痛みを伴う骨転移

放射線療法は、骨転移による痛みを和らげる作用も持つ治療です（痛みの程度が軽くなる率75〜90％）。そのため骨の痛みがあるときには積極的に行うことが推奨されています。

放射線療法はがん細胞そのものに作用するので、骨を溶かそうとするがん細胞の働きを抑えて、骨折を未然に防ぐことが期待できます。

さらに、がんが脊椎に転移しているときは、悪化すると病巣が脊髄を圧迫するため、「しびれ」や「麻痺」などが出ることがあります。

放射線療法は、これら神経の症状の予防、改善を目的としても行われることがあります。

(5) 手術後の局所再発、所属リンパ節再発、少数個の肺転移

手術後にがんが再発したときは、化学療法が治療の中心となります。しかし、そ

の治療効果の向上に伴い、転移がんの個数が少ない（オリゴ転移：転移している病巣が少ない＝5個以内の状態）ときなどは、手術、放射線療法、抗がん剤治療などを組み合わせることで、より高い治療効果を目指す**集学的治療**（233ページ用語集参照）によって、病期の経過についての医学的な見通しが向上することがわかってきました。

なお、次のケースでは、それぞれ安全性が高く、予後の改善効果が見込まれる治療法があり，推奨されます。

・がんの再発した場所が切除した膵臓の近くである「局所再発」→化学放射線療法
・膵臓に近いリンパ節に転移した「所属リンパ節転移」→化学放射線療法
・再発した場所が肺転移のみ→体幹部定位放射線治療（小さな照射範囲で線量を集中的に照射する治療法）

治療の実際（方法、期間、副作用）、膵がんの放射線療法の流れについて

（1）局所進行切除不能膵がんに対する放射線療法

3次元原体照射（多門照射）を行うときは、1日1回、5〜6週かけて合計で30回程度、高エネルギーのエックス線を体の外から当てる（外部照射）のが一般的です（**図4**）。

その際にはCT装置を用いた「CTシミュレーション」によって治療計画を立てます。

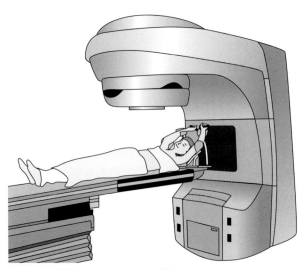

図4　治療室での外部照射の様子

放射線療法を受けるときと同じ仕様の平らな台に、照射するときと同じ体位で寝て、照射する部位のCT画像を撮ります。

膵臓は呼吸に伴って動くため、「体幹部定位放射線治療」「強度変調放射線治療」「粒子線治療（陽子線治療、重粒子線治療）」などの高精度放射線治療を行うときには呼吸波形をモニターしながら、呼吸による動きを正確に反映した画像を撮影します。

そうして得られたCT画像をもとに、3次元的に多方向から病変を狙い撃ちすることで（3次元治療計画）、膵臓周囲の正常臓器を守りながら治療を行うことができるのです（図5）。

全身状態が良好で化学療法が可能なケースでは、化学療法を放射線療法と同じ期間中に並行して行う（同時併用化学放射線療法）ことで、放射線療法単独よりも高い効果が期待されます。

併用する抗がん剤には、「S-1（以下エスワン）」か「ゲムシタビン塩酸塩（以下ゲムシタビン）」が使われます。エスワンを併用する際は、治療期間中に1日2回、朝夕の内服、ゲムシタビンを併用する場合には週1回の点滴を行います。いずれの治療もほぼ同等の治療効果が報告されているので、患者さんの全身状態や好みに合わせて選ぶことができます。

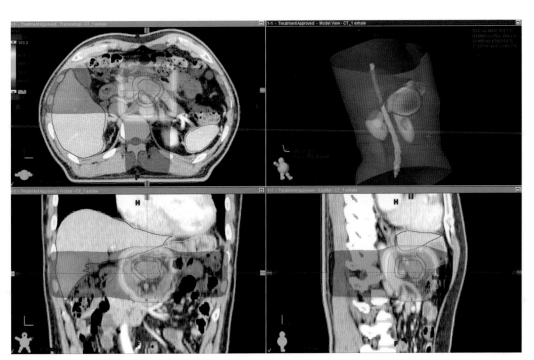

図5　3次元治療計画
多方向から照射することで腫瘍に放射線を集中させ（赤色）、膵臓の周りの正常臓器では放射線量が少なくなっています（青色）。

なお、この治療で起こり得る副作用には、「自分でわかるもの」と「検査でわかるもの」があります。自分でわかる副作用には、吐き気・食欲不振・下痢など、検査をして初めてわかる副作用には、白血球減少や血小板減少があり、他にも治療から数カ月経ってから胃や十二指腸の粘膜が荒れて潰瘍ができることもあります。

　「何らかの治療を必要とする副作用」が起こる頻度は10～20％程度とされていますが、近年の放射線療法技術の進歩により、膵臓の周りの正常組織になるべく放射線を当てないように調整することで、従来よりも副作用の程度は軽く済むようになってきています。

　具体的な治療効果、副作用の種類や程度などは、全身状態や病気の広がり、放射線療法のスケジュール、併用する薬剤などによって異なるため、主治医から詳しい説明を受けて、正しく理解したうえで治療に進みましょう。

4-13 放射線療法の線量について教えてください。

🎗 膵がんの放射線療法ではどれくらいの線量や回数を
照射するのですか？

　膵がんの進行度や、放射線療法を行う目的に応じて、放射線の種類や、照射する
技法、線量・分割回数などはさまざまです。膵がんの進行度を表す「切除可能性分
類」に従って分けた場合、

①「切除可能境界」

②「切除不能局所進行」

③「切除不能遠隔転移あり」

のいずれかに当てはまる患者さんが放射線療法を受ける可能性があります（136
ページ参照→ Q4-12）。

　放射線療法の目的は、患者さんの状態によって以下のように分かれ、治療回数は
5〜33回程度、合計の線量は20〜70Gy 程度と幅があります。

①「切除可能境界」例に対して

　切除可能境界の膵がんには、手術前に化学療法か放射線療法を併用することで、
原発巣のがんを縮小させ、「がんを残さずに根治を目指す切除」の可能性が高まる
と考えられています。

　この場合の放射線療法の回数は28〜30回、1回の照射線量は1.8〜2Gy、総線
量は50〜54Gy 程度です。

　照射技法は、一般的に行われている「3次元原体照射（多門照射）」や、「強度変調
放射線治療（IMRT）」が用いられることがあります（図1、2）。

②「切除不能局所進行」例に対して

　手術療法が困難なので、化学療法と放射線療法を併用して、可能な限りがんを小
さくしたり、長期に大きくしないことを目指した治療が行われます。

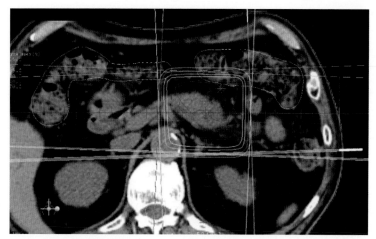

図1　3次元原体照射を用いて4門照射50.4Gy/28分割を照射した例

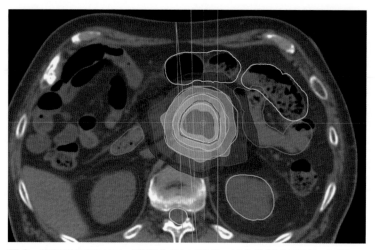

図2　IMRTを用いて、腫瘍中心に70Gy/28分割を照射した例

　照射は、「体幹部定位放射線治療（Stereotactic Body Radiation Therapy：SBRT）」「強度変調放射線治療（Intensity Modulated Radiation Therapy：IMRT）」「粒子線治療」など、いわゆる高精度放射線治療（**136ページ参照→Q4-12**）が行われます。

　腫瘍の大きさ、周囲の正常組織と近接しているか、併用する薬物療法の有無、その施設が持っている放射線治療の機械の性能などの条件によって、照射回数と線量は変わってきますが、基本的な照射回数と線量は以下の通りです。

・体幹部定位放射線治療……治療回数5回程度、合計線量30〜50Gy
・強度変調放射線治療………治療回数15〜30回程度、合計線量50〜70Gy
・粒子線治療…………………治療回数12〜33回程度、合計線量55〜67.5Gy

また、これらの高精度放射線治療を用いない場合も、

・3次元原体照射（多門照射）……治療回数28〜30回、合計線量50〜54Gy程度

が使用されます。

③「切除不能遠隔転移あり」例に対して

切除不能で遠隔転移があるときは、全身化学療法が治療の基本となりますが、痛みなどの局所的な症状が強いときには、症状を和らげる目的で放射線療法を行うことがあります。

その場合は、

・3次元原体照射（多門照射）……治療回数5〜10回、合計線量20〜30Gy程度

が行われます。

ただし、このケースで放射線療法を行うときは、治療期間の短縮や通院回数を減らすなど、患者さんの負担を軽減することも考慮されます。

異なる照射線量や回数を換算する方法

総線量は同じでも、分割回数が異なれば治療効果は変わります（表）。

一般的には、1回に照射する線量が高く、また短期間で照射するほうが治療効果（強度）は高くなります。そのため、単に総線量だけでなく、1回あたりの線量や治療期間も考慮して、回数や線量を換算していきます。

表　代表的な線量分割と治療強度・総線量[1]

	総線量[1]	分割回数	治療期間	治療強度
3次元原体照射／IMRT[2]	30Gy	10分割	2週間	緩和線量
	50.4Gy	28分割	5.5週間	通常線量
陽子線	59.4Gy	33分割	6.5週間	通常線量
	67.5Gy	25分割	5週間	高線量
炭素線	55.2Gy	12分割	3週間	
IMRT[2]	70Gy	28分割	5.5週間	
SBRT[2]	50Gy	5分割	1週間	高線量

＊1　粒子線治療（陽子線／炭素線）の単位は正確には「Gy（グレイ）」ではなく「Gy（RBE）」を用います。

＊2　136ページ参照（→ Q4-12）

ハイパーサーミア（温熱療法）とは何ですか？　膵がんにも効果はあるのでしょうか？

4-14

　ハイパーサーミアとは、39〜45℃の熱を用いた、がんに対する温熱療法のことです。放射線療法や化学療法と組み合わせて用いられることがあります。

　ただ現段階では、膵がんに対してハイパーサーミアを推奨できる十分な根拠はありません。現在、化学放射線療法にハイパーサーミアを追加することで治療効果が高まるかどうかを検討する臨床試験が行われています。

　以下にハイパーサーミアの仕組みや現状を解説します。

❧ ハイパーサーミアの歴史と仕組み

　ハイパーサーミアは、日本では1990年からすべてのがんに対して保険収載され、放射線療法や抗がん剤の治療効果を高めることを目的に利用されています。患部を加温することで、タンパク質の変性や細胞内代謝の変化を起こすなどして、がんの細胞死を誘導する治療法です。

　がん組織が正常組織と比べて温度が上昇しやすいことを利用した治療法です。

　基礎実験では、放射線療法の効きにくい状態のがん細胞に効果的であることや、39〜42℃程度の低めの温度域では放射線療法や抗がん剤の効果が高まること、また43℃を超すような温度では、直接的にがん細胞を死滅させ得ることがわかっています。

❧ ハイパーサーミアの加温法

　がんが存在する範囲の体の表面を2方向からパッドで挟んで加温します（**図**）。

　1回の加温時間は40〜60分程度で、放射線療法の期間中に週に1〜2回、合計5回程度行います。

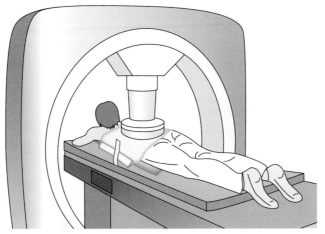

図　ハイパーサーミアによる治療
加温中はうつぶせの姿勢をとります。電極につながるパッドで腹部を挟んで、高周波電流を流して加温します。パッド内には冷たい液体が循環していて、体の熱感や痛みを抑えます。

ハイパーサーミアの治療効果

　皮膚のがんや頭頸部がんなど「体の表面に近いがん」は、42℃以上の理想的な温度に上昇させやすく、放射線療法にハイパーサーミアを加えることでがんの消失率が高まることが臨床試験でわかっています。

　近年、加温装置の改良が進んだことから、体の深部のほうにあるがんで40〜42℃程度への温度上昇ができるようになり、直腸がんや子宮頸がんでは、放射線療法の効果が高まることが臨床試験で確認されています。

　一方、熱感、疲労や低温熱傷などの副作用が起きることがありますが、多くは一時的な軽い症状で済みます。

　放射線療法や化学療法の副作用が増加することは通常ありません。しかし、日常生活の自立が難しい状況の方には、加温中に必要な体位の保持や、腫瘍の十分な温度上昇に必要な熱感や疲労感に耐えられない場合が多く、実施が困難です。

ハイパーサーミアの問題点

　ハイパーサーミアの問題点として、がんの温度上昇が不十分だと効果が得られない、という点があげられます。理想的な温度上昇を得るための精度管理が重要な治

療法です。

　現状ではこの治療を行っている施設数は少なく、実施可能な施設として日本ハイパーサーミア学会のホームページに学会認定施設が掲載されています。

膵がんに対する治療効果

　膵がんに対するハイパーサーミアは、小規模な臨床研究の結果が報告されているものの、推奨できるまでの十分な根拠はありません。現在、化学放射線療法（化学療法と放射線療法の併用療法）にハイパーサーミアを加えるべきかどうかを検証する臨床試験が行われており、今後の治療開発が望まれます。

「日本ハイパーサーミア学会」
https://idsc-gunma.jp/congress/jstm/

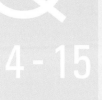

4-15 化学療法とはどのような治療法ですか？どのような種類がありますか？

　化学療法は、抗がん剤を用いた治療法です。

　がんの状況によって化学療法の進め方、使われる抗がん剤の種類、順序、治療期間などが異なります。

　膵がんでは、手術の前や後に補助療法を行う場合、放射線療法と併用する場合、手術ができない場合など、ほとんどの場合で化学療法（抗がん剤治療）が行われます。手術ができない場合は、延命や症状緩和を主な目的として化学療法が行われます。

化学療法とはどのような治療法ですか？

　膵がんに対する治療は、「局所治療」の手術や放射線療法などと、「全身治療」の化学療法に分けられます。そのなかで化学療法は抗がん剤を用いた治療法です。

　膵がんは大きく、切除可能膵がん、切除可能境界膵がん、切除不能膵がん（手術でがんが切除できない場合）の3つに分けることができます。そして、病気の状況によって、化学療法を手術や放射線療法など他の治療と組み合わせて行っていきます（100、105ページ参照→Q4-1、Q4-2）。

　手術と組み合わせるときは、手術成績の向上を目指して、術前や術後の補助療法として行われます。

　切除不能膵がんに対して行う化学療法の目的は、生存期間の延長や症状緩和です。

　ただ、同じ「切除不能膵がん」でも、最近は「遠隔転移がない局所進行膵がん」と「遠隔転移のある膵がん」を分けて治療法が開発されるのが一般的となっています。

　また、局所進行膵がんでは放射線療法と組み合わせるなど、化学療法のレジメン（抗がん剤の組み合わせ）は治療ごとに細かく異なることがあります。

　最近は、膵がん患者の約半数が高齢者です。若い人の切除不能膵がんに勧められるFOLFIRINOX療法も、高齢者の場合は身体的機能や副作用の観点から勧めない

など、患者の年齢によっても治療法の選び方が異なることがあります（**113ページ参照→Q4-4**）。

化学療法の治療ラインについて

　化学療法を行うときに、最初に行う治療を「一次化学療法」、その後に行う治療を「二次化学療法」と呼びます。

　一次化学療法の効果がなくなったときや、効果はあっても副作用が強くて治療を続けられないときに、抗がん剤を変更して化学療法を継続します。

化学療法の適応について

　切除不能膵がんに対して行われる**支持療法（232ページ用語集参照）**に加えて、化学療法を「行ったとき」と「行わなかったとき」の比較試験をまとめた研究が行われ、化学療法によって生存期間が延長することが報告されています。

　しかし、化学療法はどの患者さんにもできるわけではありません。全身状態の指標で、日常生活の制限の程度を示す「ECOG（Eastern Cooperativ Oncology Group）パフォーマンスステータス：PS（**119ページ参照→Q4-6 表**）」では、0～2が化学療法の適応と判断します。

　また全身の主要な臓器の機能が保たれていることも重要です。高齢者は、体力や内臓の機能、認知機能が低下していることがあるため、負担の少ないレジメンを選ぶことも珍しくありません。

化学療法の期待される効果

　手術の前後に「**集学的治療（233ページ用語集参照）**」の一部として行われる化学療法は、手術成績の向上を期待して行われます。

　一方、切除不能膵がんに対する化学療法の期待される効果は、延命や症状の緩和です。

化学療法の実際の治療

　実際の治療法はいくつかあり、**膵がん化学療法の流れ**〔アルゴリズム（231ペー

ジ用語集参照）〕（**4ページ参照**）に示しました。代表的な治療法の「FOLFIRINOX療法」では、3種類の抗がん剤を点滴で、1回あたり50時間かけて2週間に1回投与します。「ゲムシタビン塩酸塩＋ナブパクリタキセル併用療法」は週に1回、3週続けて点滴投与し、4週目は休むというサイクルを繰り返します（**161ページ参照→Q4-18**）。

🎗 治療期間について

切除不能膵がんに対する化学療法の治療期間について、医学的にいつまで続ければよいのかを検証した報告はなく、適切な投与期間はわかっていません。

しかし、これまでに膵がんに対する薬剤の効果を検証する多くの報告（臨床試験）があり、ほぼ全ての報告が、「病状が進行するまで」、または「治療を続けることが困難な重い副作用が発症するまで」、化学療法が継続されています。

現在、膵がんに対して用いられている化学療法は、このようなプロトコール（手順）に基づく臨床試験の結果、予後を延長することが明らかとなった治療法です。

最近では、**生殖細胞**（**233ページ用語集参照**）系列 *BRCA1/2* に病的異常があった場合、プラチナ（白金）系抗がん剤で一定期間の病状進行が抑えられた人には、点滴抗がん剤から内服抗がん剤の「オラパリブ」による**維持療法**（**231ページ用語集参照**）に変更することも治療選択の一つとなっています。この場合はたとえ病状の進行や重い副作用がなくても、オラパリブに切り替えることがあります。

一方で、化学療法に対する価値観はさまざまです。化学療法を中断することで、副作用が軽減されたり医療費の負担が軽くなることもあります。患者さん自身の価値観に合わせて、化学療法を続けるべきかどうかを主治医とよく相談してから治療を進めてください。

🎗 化学療法の副作用について

化学療法の主な副作用は、消化器・粘膜症状、皮膚症状、神経症状などがあります。間質性肺炎など、場合によっては命に関わる危険性のある副作用もありますので、注意が必要です。詳しくは本書 **Q6-3**（**→202ページ参照**）にて解説しています。

化学療法の効果判定

　治験（233ページ用語集参照）などの臨床試験では、化学療法の効果を「RECIST ガイドライン」に基づいて客観的に評価しており、治療の前後でがんが小さくなっているか、がんが消失しているかなどの結果をふまえて、次のように分類されます。

　①がんの兆候がすべてなくなる「完全奏功（CR）」（必ずしも治癒ではありません）

　②状態が改善した「部分奏効（PR）」

　③状態が悪化した「進行（PD）」

　④変化がみられない「安定（SD）」

　一方、個々の患者さんの治療を継続すべきか否かの判断は、これらの効果判定に基づいて行うのではなく、CTなどの画像検査の所見に加えて、症状や身体所見、各種検査データなどを総合的に加味して「臨床的な判断」に基づいて行います。

MEMO

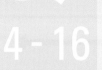

切除可能膵がんと診断された場合の補助療法（化学療法）について教えてください。

4-16

　手術後の再発率を少しでも下げることを目的として行うさまざまな治療を「補助療法」といいます。切除可能膵がんと診断された場合でも、手術だけを行うのではなく、手術前と手術後に抗がん剤などを使った補助療法を行うことが一般的になってきています。

　手術の前に行う補助療法を「術前補助療法」、手術の後に行う補助療法を「術後補助療法」といいます。

術前補助療法

　根治を目指してがんを切除することが難しそうな膵がんには、取り残しのない手術ができるようになることを期待して抗がん治療を先に行い、その後に手術を行うというのが一般的です。

　一方、切除可能膵がんに対しては、「手術前に抗がん治療を行うこと」が有効なのかどうかについては、長いあいだ明らかにされていませんでした。このことを明らかにするために、日本で臨床試験が行われ、手術前に抗がん治療（術前補助療法）を行えば生存率が向上するという結果が2019年に公表されました。

術前補助療法に関する臨床試験

　この臨床試験で使われた薬は、ゲムシタビン塩酸塩（以下ゲムシタビン）とS-1（以下エスワン）の2種類。

　ゲムシタビンは週1回、約30分かけての点滴を2週間続けて1週間休みとし、この3週間を1コースとして2コース繰り返しました。

　一方、エスワンは1日2回、朝・夕食後の内服を2週間続けて1週間休みとし、この3週間を1コースとして2コース繰り返しました（図）。

　結果として、術前補助療法を行った患者さんの生存期間の延長が確認され、術前

補助療法は有効ということが証明されました。

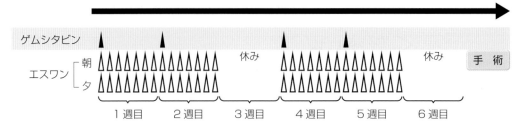

図　切除可能膵がんに対する術前補助療法のプロトコール（手順）

術前補助療法は誰にでも行うべき？

　上述の臨床試験で、術前補助療法を行った患者さんの生存期間が延長したことが明らかになったものの、この試験では、極めて早期の膵がん（ステージ0の膵がん）の患者さんは含まれていなかったことや、年齢の規定（20〜79歳）が設けられていたこと、全身状態が比較的良好な患者さんに限定されていたことなど、対象者に関する規定が設けられていたことに注意が必要です。

　つまり、すべての切除可能膵がんに対して術前補助療法が推奨されるかどうかは、まだ明らかにされていないということを理解しておく必要があるのです。

　また、他の種類の抗がん剤を使った術前補助療法の効果を検討する臨床試験も現在進行中なので、将来的には他の抗がん剤の有効性が示される可能性もあります。

術前補助療法にデメリットは？

　術前補助療法を行うと、手術を受けるタイミングが数週間ほど遅れることになります。そのため、術前補助療法の効果が乏しいと、その治療中にがんが大きくなったり、肝臓など他の臓器に転移したりする危険性があるのではないか、という不安を持つ人もいるかもしれません。

　ただし、術前補助療法中に転移が判明したとしたら、それはその治療を始める前からすでに細胞レベルの小さな転移があった可能性があり、仮に術前補助療法を受けずに手術をすぐに受けていても、手術後早期に転移が見つかっていたかもしれません。

　そう考えると、術前補助療法の期間が、小さな転移の有無を検証する期間という

ことになり、それによって「本来やらなくてよい手術」を避けることになると考えることもできます。そうなると、これはむしろメリットになるのかもしれません。

術前補助療法の効果が乏しいかどうかをあらかじめ予測できれば、その予測に従って術前補助療法を行うかどうかを決められますが、現時点ではそうした仕組みは整っていません。

術前補助療法が手術に及ぼす影響は？

手術前に抗がん治療を行うことが、その後の手術に悪影響を及ぼさないかどうかも、気になるところです。上述の臨床試験では、術前補助療法を行っても手術時間、手術中の出血量、手術後の合併症発症率に差がなかったことも示されています。

一方、日本の全国集計では、術前の抗がん治療を行ってから手術を行った場合には、手術時間が長くなる、手術中の出血量が増える、手術後の入院期間が長くなるといった傾向がみられたものの、手術後の合併症発症率や手術による死亡率は変わらなかった、と報告されています。

術後補助療法

すでに述べた通り、せっかく手術を行っても膵がんが再発することはしばしばあります。そこで膵がんでは、手術後の再発を予防することを目的として、手術後にも抗がん治療を行います。

このような治療を術後補助療法といいます。術後補助療法を行うことが膵がんの術後の生存率を改善することは、ドイツで行われた臨床試験で明らかにされています。

術後補助療法に関する臨床試験

このドイツでの臨床試験では、手術を受けた後にそのまま経過をみる場合と、術後にゲムシタビンを6カ月間点滴する場合の比較が行われました。

その結果として、ゲムシタビンを点滴する方が再発率が低下することが2007年にまず示されました。この臨床試験はその後も追跡調査が行われ、2013年には生存率も改善することが示されました。

さらに、日本で行われた臨床試験でも、ゲムシタビンを点滴する方が再発率が低

下することが示されました。これらの結果により、膵がんの切除術後にはゲムシタビンによる術後補助療法を行うことが推奨されるようになりました。

　膵がんに対するゲムシタビン以外の抗がん剤として、日本ではエスワンもしばしば使われてきました。そこで、術後補助療法としてゲムシタビンを点滴する場合と、エスワンを内服する場合では、どちらが生存率を改善するのかを明らかにするために臨床試験が行われました。

　その結果、術後補助療法としてエスワンを内服したほうが生存期間が延長し、5年生存率が改善することが示されました。

　以上の結果により、日本では現在、膵がんの術後補助療法としてエスワンを内服することが推奨されています。

　ただし上述の通り、ゲムシタビンによる術後補助療法も有意義な方法で、副作用などによりエスワンの服用が難しい場合には、ゲムシタビンによる術後補助療法が推奨されます。

♠ エスワンによる術後補助療法の実際は？

　エスワンによる術後補助療法では、1日2回、朝・夕食後の内服を4週間続けて、2週間休みます。この6週間を1コースとして4コース繰り返します。この治療は、手術後10週以内に開始します。

　上述の臨床試験では、エスワンを内服することによって白血球減少、好中球減少（こうちゅうきゅう）（感染症にかかりやすくなる）、ヘモグロビン減少（貧血）、血小板減少（出血しやすくなる）、疲労、食欲不振、下痢などが起こることが報告されており、エスワンによる術後補助療法を開始した患者さんのうち、28％の方が治療の途中で術後補助療法を中止しています。

　ただし、中止した方の全てが副作用による中止というわけではなく、膵がんの再発によって中止した方も含まれていることに注意する必要があります。

♠ ゲムシタビンによる術後補助療法の実際は？

　ゲムシタビンは週1回、約30分かけての点滴を3週間続けて、1週間休みます。この4週間を1コースとして、6コース繰り返します。この治療は手術後8〜10週以内に開始します。

　上述の臨床試験では、ゲムシタビンを点滴することで白血球減少、好中球減少、

血小板減少、ヘモグロビン減少、肝機能障害（AST上昇）、食欲不振、疲労などが起こることが報告されており、ゲムシタビンによる術後補助療法を開始した患者さんのうち、42％の方が治療の途中で術後補助療法を中止しています。ただしゲムシタビンの場合も、中止した方の全てが副作用による中止というわけではなく、膵がんの再発により中止した方も含まれていることに注意する必要があります。

他の抗がん剤による術後補助療法は？

欧米ではこれまで、ゲムシタビンによる術後補助療法が行われてきましたが、ゲムシタビンに加えて、カペシタビンという内服薬（飲み薬）を併用したほうが生存率を改善することが2017年に欧州から報告されています。

さらに、フランスとカナダで行われた臨床試験では、ゲムシタビンによる術後補助療法よりも、オキサリプラチン、イリノテカン、ホリナートカルシウム、フルオロウラシルという4種類の薬を併用した治療法（modified（モディファイド） FOLFIRINOX（フォルフィリノックス）療法、**161ページ参照→Q4-18**）のほうが生存率を改善することが示されています（ホリナートカルシウムは日本では「レボホリナートカルシウム」が保険適用となり使用されています）。

しかし、これらの術後補助療法は、現時点では日本の保険診療としては認められていません。

4-17 切除可能境界膵がんと診断された場合の補助療法（化学療法）について教えてください。

　切除可能境界膵がんとは、他の臓器に転移はないものの、腫瘍が周囲の重要な血管に広がった状態です。標準的な手術では、目に見える範囲では取り切れても、顕微鏡で見るとがん細胞が残ってしまう可能性があります。切除可能境界膵がんに対しては化学療法（抗がん剤治療）か化学放射線療法を行ったうえでがんの状態を再評価し、手術をすることが提案（弱く推奨）されています。

　また、切除可能境界膵がんを切除した後に化学療法を行うことが提案（弱く推奨）されています。

「切除可能境界膵がん」とは？

　膵臓の周囲には、総肝動脈、上腸間膜動脈、腹腔動脈、門脈という通常の手術では温存する複数の重要な血管があります。これらの血管に広範囲の接触や浸潤している膵がんを「切除可能境界膵がん」といいます。

　膵がんでは、がんを切り取った場所にがんが残らない手術を目指すことが、完治するためには重要です。しかし、切除可能境界膵がんでは、診断後すぐに手術を行い、目に見える範囲ではがんを取り切ったように見えても、顕微鏡で確認すると、体の中にがん細胞が残ってしまう可能性が高く、再発の原因になると考えられています（100ページ参照→Q4-1）。

（1）切除可能境界膵がんにおける術前治療の重要性

　切除可能境界膵がんは、手術だけでは完治が困難です。そこで最近では手術の前に一定期間、化学療法（抗がん剤治療）や化学療法と放射線療法を併用して行うことで、がんを小さくしてから手術を行う治療法（術前治療）が試みられています。

　切除可能境界膵がんに対する術前治療についてこれまで行われた研究で、エビデンスレベルの高い（質の高い、信頼性の高い）研究が2件あります。

　2018年に韓国で、切除可能境界膵がんの患者さんを対象とした臨床試験が行わ

れました。術前治療をしないで手術を行うグループと、術前治療としてゲムシタビン塩酸塩（以下ゲムシタビン）に放射線療法を加えた化学放射線療法をしてから手術を行うグループの二群に、無作為に割り振って比較する臨床試験〔無作為化（ランダム化）比較試験〕です。

その結果、術前治療無しで手術を行ったグループに比べて、術前治療後に手術を行ったグループのほうが予後が良いことが報告されたのです。

2020年にはオランダからも、同様の試験結果が報告され、そのほかにも術前治療でがんが縮小することでがんの取り残しが少なくなることや、リンパ節転移の頻度が低下して生存率が高まるという報告など、安全性についての肯定的な報告が多く見られます。

(2) 切除可能境界膵がんに対する術前治療の問題点

切除可能境界膵がんに対して術前治療をすることで、より良い予後が期待できる反面、それぞれの治療法を直接比較した研究のデータは乏しく、どんな化学療法や化学放射線療法を、どのくらいの期間行うかについては、いまだ結論が出ていません。

また術前治療で効果がなかったとき、がんの状態が進行して手術ができなくなる危険性や、術前治療の副作用で手術の機会を逃したり、術後に合併症が増加したりする危険性もあります。

そのため、切除可能境界膵がんに対しては化学療法（抗がん剤治療）か化学放射線療法を行い、がんの状態や全身の状態を再度確認したうえで治療方針を検討することが大切です。

切除可能境界膵がんに対する術後補助療法

膵がんは、手術で完全にがんを取りきったとしても、他のがんに比べて再発する確率が高い病気です。そのため、再発予防のために手術の後で抗がん剤治療が行われます。

これを「術後補助化学療法」といい、日本ではこれまでの臨床試験の結果から、内服薬（飲み薬）のS-1（以下エスワン）か、注射薬のゲムシタビンによる治療が行われています。

特にエスワンは日本人の膵がんの術後補助化学療法として最も有効とされ、比較的安全に治療できることもあって広く行われています。

また海外ではゲムシタビン＋カペシタビン併用療法や modified FOLFIRINOX 療法（モディファイド フォルフィリノックス）による術後補助化学療法の有効性や安全性が報告されています〔いずれも膵がんの術後補助化学療法としては日本では保険適用外（234ページ用語集参照）〕。

しかし、これらの研究の対象は切除可能境界膵がんに限定したものではないため、切除可能境界膵がんの患者さんが術後補助化学療法を受けることでどの程度予後が向上するのか、またどの程度の副作用が起きるのか、についてのデータは不十分です。

(3) 切除可能境界膵がんに対する術後補助療法の有効性と注意点

切除可能境界膵がんに特化して術後補助化学療法の有効性を検討した研究は、あまりありません。そんな中でも、代表的な研究として、国内多施設のデータの集計では切除可能境界膵がんの術後に化学療法を行うことで予後が向上した、という報告があります。

しかし、この研究では術後補助化学療法の方法や治療期間、治療を受けた患者さんの状態が施設間で統一されていません。

また、切除可能境界膵がんは重要な血管の合併切除や再建など「体への負担が大きい手術」になることがあるため、術後補助化学療法の際には安全性に十分な配慮が必要ですが、副作用や生活の質に与える影響に関しての検討はされていませんでした。

したがって、必ずしも信頼性の高い結果とはいえません。

これまでの研究結果をまとめると、切除可能境界膵がんに対する術後補助化学療法は「有効である可能性が高い」と考えられます。

ただし、切除可能境界膵がんに対する補助化学療法に関するエビデンス（科学的な根拠）は十分ではないことには注意が必要です。治療方針を決める際には、患者さんの体の状態や副作用を考慮して、主治医と十分に相談したうえで決定してください。

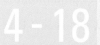

4-18 局所進行膵がんの化学療法について教えてください。

　局所進行切除不能膵がんとは、遠隔転移はないものの、膵臓のがんが周囲の重要な血管を巻き込んでいて（浸潤していて）、手術で切除することが困難な状態の膵がんのことです。

　局所進行切除不能膵がんに対して行われる一次化学療法には、次のものがあります。

FOLFIRINOX 療法

　「FOLFIRINOX 療法」とは、フルオロウラシル、オキサリプラチン、イリノテカンの3種類の抗がん剤と、フルオロウラシルの作用を高める効果のあるホリナートカルシウムを併用する治療法です（ホリナートカルシウムは日本では「レボホリナートカルシウム」が保険適用となり使用されています）。

　上記4つの薬剤は、すべて注射薬です。いずれの薬も1回あたり約50時間かけて投与し、これを2週間ごとに繰り返します（体の状態や治療開始後に出現した副作用に応じて、薬の量や治療のスケジュールが変わることがあります）。血管内に薬剤を注入するための装置（リザーバー　あるいはポートといいます）を皮膚の下に埋め込めば、外来通院でも治療することができます。

　副作用としては、骨髄抑制（232ページ用語集参照）（白血球の減少、貧血、血小板の減少など）、発熱性好中球減少症（好中球減少時の感染が原因と思われる発熱）、消化器症状（下痢、食欲不振、吐き気・嘔吐など）、疲労感、末梢神経障害（ボタンをかけにくい、しびれで歩きにくいなど）などがよく見られます。そのため、副作用の軽減を目的に投与量を調整した modified FOLFIRINOX という方法がとられることも少なくありません。

　イリノテカンの代謝に関係する遺伝子変異（遺伝子多型）（UGT1A1）をもっている患者さんは、FOLFIRINOX 療法によって重篤な副作用が起こりやすくなる危険性があるため、事前に検査しておくことが勧められています。

🎗 ゲムシタビン＋ナブパクリタキセル併用療法

　遠隔転移している膵がんに対して行うゲムシタビン塩酸塩（以下ゲムシタビン）とナブパクリタキセルの併用療法は、次の項目で解説するゲムシタビン単独療法より生存期間が延長することが報告されています。

　ゲムシタビンとナブパクリタキセルは、どちらも注射薬です。体表面積あたり125mg/m²のナブパクリタキセルを30分かけて点滴注射し、その後、1,000mg/m²のゲムシタビンを30分かけて点滴注射します。3週続けたら1週間は休みとし、この4週間を1コースとして治療を繰り返します（体の状態や治療開始後に出てきた副作用に応じて、薬の量や治療のスケジュールが変わる場合があります）。

　この治療は外来通院で受けることができます。

　副作用としては、骨髄抑制、疲労感、末梢神経障害、発熱性好中球減少症や食欲不振、吐き気・嘔吐下痢などの消化器症状がみられます。

🎗 ゲムシタビン単独療法

　ゲムシタビンは注射薬です。体表面積あたり1,000mg/m²のゲムシタビンを週1回、30分かけて点滴注射します。3週続けたら1週間は休みとし、この4週間を1コースとして治療を繰り返します（体の状態や治療開始後に出現した副作用に応じて、薬の量や治療のスケジュールが変わる場合があります）。外来通院で治療可能です。

　1990年代に登場したゲムシタビンによる治療は、当時広く使われていたフルオロウラシルよりも延命効果があり、痛みなどの症状を緩和する効果も上回ることが明らかになったため、それ以降、広く用いられています。

　主な副作用として、消化器症状（食欲不振、吐き気・嘔吐、便秘、下痢など）、疲労感、発熱、感染、発疹などがみられます。また、血液検査では、白血球減少、貧血（ヘモグロビン減少）、血小板減少といった骨髄抑制がみられます。

　この他、間質性肺炎（薬が原因で起きる肺炎）を発症すると、病態が悪化して命に関わる危険性があります。他の治療薬と比べると、副作用は比較的少ないため、やや体力の低下した患者さんにも使われています。

🎗 エスワン単独療法

　S-1（以下エスワン）は内服薬（飲み薬）です。体表面積に応じて1回40mg、

50mg、あるいは60mgの薬を1日2回、朝食後と夕食後に内服します。これを4週間続けたら2週間休みとし、この6週間を1コースとして治療を繰り返します（体の状態や治療開始後に現れた副作用に応じて、内服する薬の量や治療のスケジュールが変わる場合があります）。

エスワンによる単独療法は、ゲムシタビンとあまり変わらない延命効果が報告されていることから、ゲムシタビン単独療法と並ぶ治療法の1つとなっており、外来通院で受けることができます。

主な副作用は、消化器症状（食欲不振、下痢、吐き気・嘔吐、口内炎など）、疲労感、発熱、感染、発疹、皮膚の色素沈着、涙が出るなどです。

ゲムシタビン単独療法と比べて消化器症状が出る頻度は高い一方、骨髄抑制や間質性肺炎が出る頻度は低いとされています。また、腎機能障害のある患者さんでは副作用が出やすいため、障害の程度によっては、薬の量を減らさなければならなかったり、この治療そのものができないこともあります。

これらをどう使い分けるのか？

「modified FOLFIRINOX療法」と「ゲムシタビン＋ナブパクリタキセル併用療法」の効果と安全性を調べる臨床試験が行われ、いずれの治療も「ゲムシタビン単独療法」より予後を延長する効果があることがわかりました。

そのため、体力がある患者さんには「modified FOLFIRINOX療法」か「ゲムシタビン＋ナブパクリタキセル併用療法」が勧められます。

ただ、これらの治療法は、「ゲムシタビン単独療法」より副作用が強い傾向があるので、体力が落ちている人には「ゲムシタビン単独療法」や「エスワン単独療法」が勧められます。

どの治療を選択するかは、体調や副作用を考慮して、医師と十分に相談して決定してください。

4-19 切除不能膵がんの二次化学療法について教えてください。

最初の化学療法（一次化学療法）で思うような効果が得られないとき、次にどのような治療が推奨されているのでしょうか？

一次化学療法で思うような効果が得られないときには、二次化学療法（二番目に用いられる化学療法）を行うことがあります。

まず、切除不能膵がんに対する抗がん剤治療には、

①ゲムシタビン関連レジメン（抗がん剤の組み合わせ）：ゲムシタビン塩酸塩（以下ゲムシタビン）を含む治療（ゲムシタビン＋ナブパクリタキセル併用療法、ゲムシタビン単独療法などを含む）

②フルオロウラシル関連レジメン：フッ化ピリミジン系抗がん剤を含む治療〔FF（フルオロウラシル＋ホリナートカルシウム）＋イリノテカン塩酸塩水和物　リポソーム製剤併用療法（3剤併用療法）や、S-1（以下エスワン）などを含む〕

の2通りがあります（ホリナートカルシウムは日本では「レボホリナートカルシウム」が保険適用となり使用されています）。

このうち、一次化学療法で「ゲムシタビン関連レジメン」を行った場合は、二次化学療法では「フルオロウラシル関連レジメン」を行うことがあります。

その逆に、一次化学療法で「フルオロウラシル関連レジメン」を行ったときは、二次化学療法として「ゲムシタビン関連レジメン」が検討されます。

高頻度マイクロサテライト不安定性（MSI-High）のある人、または腫瘍遺伝子変異量（Tumor Mutation Burden：TMB　後述）の値が高い（TMB-High）人には、二次治療としてペムブロリズマブ単独療法を行うことがあります。

さらに、*NTRK*融合遺伝子（232ページ用語集「がん増殖遺伝子」参照）がある人には、エヌトレクチニブ単独療法かラロトレクチニブ単独療法が行われることがあります。

切除不能膵がんに対する化学療法（抗がん剤治療）は確実に進歩しています。しかし、最初の化学療法（一次化学療法）の最中に、がんの進行や強い副作用で、そ

の治療が続けられなくなることもあります。

そんなときには、別の抗がん剤に切り替えて治療を行うことがあります。これを「二次化学療法」といいます。

ドイツで行われた試験によると、全身の状態が良好な人には、緩和ケアのみを行った患者さんに比べて、二次化学療法を行った患者さんのほうが生存期間の延長が認められました。そのため一次化学療法後に病状が進行したときには、全身状態が良好なら二次化学療法を行うことが提案（弱く推奨）されています。

一次化学療法でゲムシタビンを含む治療を行った場合

「ゲムシタビン関連レジメン」による一次化学療法が中止になった後、全身状態が良好な人を対象に海外で実施された試験の結果、フルオロウラシル＋ホリナートカルシウムの併用療法（FF療法）より、FF＋イリノテカン塩酸塩水和物　リポソーム製剤併用療法のほうが予後が長くなるという結果が出ました（**表**）。

そのほか、日本ではエスワンが二次化学療法として一般的に用いられています。しかし、これまでの臨床試験ではエスワンとその他の抗がん剤（オキサリプラチン、イリノテカン塩酸塩、あるいはホリナートカルシウム）を併用しても、エスワン単独療法よりも予後を改善するという結果は出ませんでした。

また、既に行った診療を振り返って調査・解析していくタイプの研究ですが、「ゲ

表　ドイツでの二次化学療法を検討した無作為化（ランダム化）比較試験

治療名	一般名	商品名
FF療法	フルオロウラシル	5-FUなど
	ホリナートカルシウム	ロイコボリン
OFF療法	オキサリプラチン	エルプラットなど
	フルオロウラシル	5-FUなど
	ホリナートカルシウム	ロイコボリン
FF＋イリノテカン塩酸塩水和物リポソーム製剤併用療法	フルオロウラシル	5-FUなど
	ホリナートカルシウム	ロイコボリン
	イリノテカン塩酸塩水和物リポソーム製剤	オニバイド

※FF療法に比較して、OFF療法とFF＋イリノテカン塩酸塩水和物　リポソーム製剤併用療法で予後が延長した。
※OFF療法：オキサリプラチン＋フルオロウラシル＋ホリナートカルシウム併用療法
※ホリナートカルシウムは日本では「レボホリナートカルシウム（アイソボリン）」が保険適用となり使用されています。

165

ムシタビン関連レジメン」後のFOLFIRINOX療法やFOLFIRINOXの効果を維持しながら毒性を軽減したmodified FOLFIRINOX療法（以下、mFOLFIRINOX療法）の効果を証明する研究結果も複数示されています。

こうしたことから、「ゲムシタビン関連レジメン」による一次化学療法後の二次療法として、

・FF＋イリノテカン塩酸塩水和物　リポソーム製剤併用療法

・エスワン単独療法

・フルオロウラシル関連レジメン（FOLFIRINOX療法かmFOLFIRINOX療法など）

が提案（弱く推奨）されています。

一次化学療法でフルオロウラシル関連レジメンを行った場合

一次化学療法で「フルオロウラシル関連レジメン（FOLFIRINOX療法やエスワン）」を行ったあとの二次化学療法について検証された比較試験は、いまのところありません。

しかし、「FOLFIRINOX療法」やエスワンが一次化学療法として効果があることを示した大規模な臨床試験に参加した患者さんの多くが、二次化学療法としてゲムシタビン単独療法を受けていたことから、「FOLFIRINOX療法」やエスワンによる良好な治療成績の一端をゲムシタビンが担っていたと考えることができます。

また最近、一次化学療法で「FOLFIRINOX療法」を行った患者さんに、二次治療としてゲムシタビンとナブパクリタキセル併用療法を投与した場合、その生命予後が良好であったとの報告もあります。

以上のことから、一次化学療法で「フルオロウラシル関連レジメン」を受けた人に、二次化学療法として「ゲムシタビン関連レジメン」（ゲムシタビンやゲムシタビン＋ナブパクリタキセルの併用療法）などを行うことが提案（弱く推奨）されています。

特殊な遺伝子変異がある場合

高頻度マイクロサテライト不安定性（MSI-High）、高い腫瘍遺伝子変異量（TMB-High）、*NTRK*遺伝子変異などがみられる場合は、それぞれに対応する化学療法が行われることがあります。詳細は**Q4-20**（→**167ページ**）をご参照ください。

Q 4-20 特殊な遺伝子変異がみつかった場合の治療について教えてください。

がん遺伝子パネル検査などを用いたゲノム検査で特殊な遺伝子がみつかると、治療の選択肢が増える可能性があります。

BRCA 遺伝子変異とオラパリブ維持療法

BRCA 遺伝子（232ページ用語集「がん抑制遺伝子」参照）は正常細胞で傷ついたDNAを修復する機能を持っています。

膵がん患者さんのうち約4〜6％の人が*BRCA* 遺伝子に生まれつき変異（バリアント）を持っていて、その働きが十分機能しなくなることが知られています。

BRCA 遺伝子に変異があるかどうかは血液検査で調べることができます。

BRCA 遺伝子に生まれつきの変異がある膵がん患者さんには、オキサリプラチンというプラチナ（白金）系抗がん剤を含む化学療法でがんの進行を抑えた後の維持療法（231ページ用語集参照）として、オラパリブという PARP 阻害薬（飲み薬）が保険診療で使えるようになりました。

『膵癌診療ガイドライン』では、*BRCA* 遺伝子に変異があり、プラチナ（白金）系抗がん剤を用いた化学療法でがんの進行が抑えられた切除不能膵がんの人には、オラパリブによる維持療法が提案（弱く推奨）されています。

（1）オラパリブ維持療法の特徴と副作用

オキサリプラチンを用いた化学療法は点滴治療ですが、オラパリブ維持療法は内服治療です。

オキサリプラチンを長期間続けて投与すると「しびれ」の副作用が強くなります。

オラパリブの副作用には「しびれ」はないものの、「貧血」や「疲労」などの副作用があります。

(2) *BRCA* 遺伝子変異がみつかったときの遺伝相談について

BRCA 遺伝子変異を持っている人は、乳がん、卵巣がん、膵がん、前立腺がんの発症リスクが高いことがわかっています。

この *BRCA* 遺伝子変異は、性別に関係なく親から子に50％の確率で受け継がれるので、遺伝の専門家に相談しましょう（42ページ参照→ Q2-6）。

MSI-Highとペムブロリズマブ

正常細胞には、DNAを正しく複製して次の細胞に伝える機能が備わっています。しかし、「複製の際に起こるエラー」に対する修復機能が低下しているがん組織では、「高頻度マイクロサテライト不安定性（MSI-High）」という変化がみられることがあります。

ただ、膵がんの人の中でMSI-Highに分類されるのは、全体の1％弱と頻度は高くありません。MSI-Highがあるかどうかは、手術などで採取したがん組織からDNAを抽出して調べるほかに、「がん遺伝子パネル検査」でも調べることができます（42ページ参照→ Q2-6）。

MSI-Highの固形がんなら、がん種を問わず「ペムブロリズマブ」という**免疫チェックポイント阻害薬**（234ページ用語集参照）が効くことがわかっており、保険承認されています。

膵がんには本来、免疫チェックポイント阻害薬のみでの効果は乏しいため保険適用もされていませんが、MSI-Highだけは例外で、薬の効果が期待できます。

『膵癌診療ガイドライン』では、MSI-Highの切除不能膵がんの二次化学療法として、ペムブロリズマブ単独療法が提案（弱く推奨）されています。

(1) ペムブロリズマブの投与法と副作用

ペムブロリズマブは3週ごと、または6週ごとに点滴で投与します。

副作用としては、自己免疫的なメカニズム（リンパ球が正常な細胞を誤って「敵」として認識して攻撃してしまう病態）による臓器障害（肺臓炎、腸炎、肝炎など）が知られており、患者さんによっては強い症状が出ることがあります。

(2) MSI-Highがみつかったときの遺伝相談について

MSI-Highは遺伝性の病気でも起こることがあるので、みつかったときには遺伝

の専門家に相談しましょう（42ページ参照→Q2-6）。

🎗 TMB-Highとペムブロリズマブ

DNAは紫外線や化学物質などの刺激によって傷つきますが、正常な細胞には傷ついたDNAを修復する機能があります。

一方、がん細胞はこの「修復する機能」が低下しているため、傷ついたDNAが蓄積していきますが、がん細胞中のDNAの傷の数には個人差があります。

この「DNAの傷が多い状態」を「高い腫瘍遺伝子変異量（TMB-High）」と呼びます。ただ、膵がんの人でTMB-Highに分類されるのは全体の1〜2％程度と頻度は高くありません。

TMB-Highがあるかどうかは、採取したがん組織を用いたがん遺伝子パネル検査で調べることができます。

MSI-Highと同様にTMB-Highの固形がんなら、がん種を問わず免疫チェックポイント阻害薬が効くので、ペムブロリズマブの使用が保険承認されています。

『膵癌診療ガイドライン』では、TMB-Highの切除不能膵がんの人には、二次化学療法としてペムブロリズマブ単独療法を提案（弱く推奨）しています。

(1) ペムブロリズマブの投与法と副作用

ペムブロリズマブの投与法と副作用についてはMSI-Highの項を参照してください。

(2) TMB-Highがみつかったときの遺伝相談について

TMB-Highはがん細胞のみで起こるので、遺伝の専門家への相談は必要ありません。

🎗 *NTRK* 遺伝子変異とエヌトレクチニブ／ラロトレクチニブ療法

NTRK 遺伝子（232ページ用語集「がん増殖遺伝子」参照）に「融合」と呼ばれる遺伝子変異が起こると、細胞増殖に関係するシグナルが常に活性化されて、がん細胞の増殖に勢いがつきます。

NTRK 遺伝子変異はがん遺伝子パネル検査で調べることができます。がん組織を用いたがん遺伝子パネル検査が優先されますが、検査に適したがん組織がないと

きは、血液を使った検査も可能です。

　*NTRK*遺伝子変異がある固形がんには、がん種に関係なくエヌトレクチニブやラロトレクチニブという分子標的薬が有効で、保険で承認されています。しかし、膵がんの人で*NTRK*遺伝子変異が見つかる割合は1,000人に1人程度（0.13％）と、非常に低い確率です。

　『膵癌診療ガイドライン』では、*NTRK*遺伝子変異がある切除不能膵がんには、二次化学療法としてエヌトレクチニブかラロトレクチニブを用いた治療を提案（弱く推奨）しています。

(1) エヌトレクチニブ／ラロトレクチニブの投与法と副作用

　エヌトレクチニブ、ラロトレクチニブともに内服薬（飲み薬）です。主な副作用として味覚障害、肝機能障害、めまい、下痢、便秘などがあります。

(2) *NTRK*遺伝子変異がみつかったときの遺伝相談について

　*NTRK*遺伝子変異はがん細胞のみで起こるので、遺伝の専門家への相談は必要ありません。

コラム⑤ 分子標的治療について

　抗がん剤の歴史は、1940年代に開発された「細胞障害性抗がん剤」から始まりました。

　細胞障害性抗がん剤は、がん細胞の増殖に必要なDNA（ディーエヌエー）の複製や細胞分裂を抑えることで、その効果を発揮します。

　ただ、この薬を使うと細胞分裂が必要な血液細胞、消化管粘膜（ねんまく）、毛髪や皮膚など正常な臓器も薬の影響を受けるため、白血球が減少することによる感染症や貧血、吐き気、下痢、脱毛、皮膚障害などの副作用を伴います。

　がん研究の進歩により、がん細胞の遺伝子から細胞の増殖や転移（てんい）に関わる"特有のタンパク質"が作り出されることがわかってきました。分子標的薬は、これらのタンパク質を標的（ターゲット）として開発された新しいタイプの抗がん剤です。

　従来の細胞障害性抗がん剤と比べて副作用が軽くなるだけでなく、がん細胞を効率よく攻撃することができます。

　標的がわかっているので、あらかじめ効果を予測できる点も大きな特徴といえます。

　膵がんで承認されている分子標的薬にはオラパリブがありますが、この薬は膵がんの中でも、生まれつきBRCAと呼ばれるタンパク質が十分に働かない人に対して効果が期待されます。

　ただし、分子標的薬も正常細胞への影響はゼロではありません。薬ごとにさまざまな副作用が出るということは、ぜひ覚えておきましょう。

コラム ❻ 免疫チェックポイント阻害薬について

　人体には、リンパ球などの免疫細胞が異物に反応して、攻撃して排除する仕組みが備わっています。がん細胞は、患者さんの体にとっては"異物"なので、本来ならリンパ球の攻撃対象となるはずですが、がん細胞はリンパ球からの攻撃を回避する仕組みを備えているので、生き残って増殖できるのです。

　免疫チェックポイント阻害薬は、がん細胞のこの"仕組み"を解除し、リンパ球を本来の役割通りに働かせて、がん細胞を攻撃できるようにする薬です。

　細胞障害性抗がん剤や分子標的薬（**171ページ参照→コラム5**）は、一度は薬でがんが縮小しても、時間が経つと効果が薄れてがんが再び増大してきます。その点、免疫チェックポイント阻害薬を使った患者さんの中には、がんの縮小効果が長期間持続するケースがみられる点が大きな特徴です。

　2018年には免疫チェックポイント阻害薬開発の基盤となる研究成果をあげた京都大学の本庶佑特別教授と米テキサス大ＭＤアンダーソンがんセンターのジェームズ・アリソン教授がノーベル生理医学賞を共同で受賞しました。

　免疫チェックポイント阻害薬は悪性黒色腫や非小細胞肺がん、腎がんなどさまざまながん種で保険承認されており、保険適用となるがん種は年々増えています。

　このように、がん治療における中心的な薬剤となっている免疫チェックポイント阻害薬ですが、膵がんに対しては効果が乏しく、保険適用もされていません。

　ところが同じ膵がんでも、高頻度マイクロサテライト不安定性（MSI-High）や高い腫瘍遺伝子変異量（TMB-High）のある人にはペムブロリズマブという免疫チェックポイント阻害薬が効く可能性があり、これを使った治療は公的医療保険で受けることができます。ただし、膵がんでMSI-HighやTMB-Highと診断される割合は1％程度と少ないのが実情です。

　なお、免疫チェックポイント阻害薬の副作用には、自己免疫的な機序（リンパ球が自己の正常な細胞を誤って「敵」と認識して攻撃し、臓器障害を起こす病態）による肺臓炎、腸炎、肝炎などの臓器障害があり、一部の患者さんでは強い症状が出ることがあります。

コラム 7 次世代の治療法（研究段階の治療）

　現在膵がんに対し開発中の治療としては以下のようなものがあります。

◉ 特殊な遺伝子変異を標的としたもの

　膵がん細胞では「*KRAS* 遺伝子の変異」が90％近い頻度で認められることが知られています。従来、この遺伝子変異に対しては治療薬の開発は難しいと考えられていました。

　しかし、*KRAS* 遺伝子変異といっても「G12C」「G12D」「G12V」など、いくつかのタイプに分類され、その中の「G12C」と呼ばれるタイプの遺伝子変異（膵がん全体の1％程度）には、肺がん領域でソトラシブという新しい分子標的薬が開発されています。

　膵がんで「*KRAS*-G12C」の遺伝子変異を持つ人を対象にソトラシブを投与する試験を行ったところ、約20％の人で「投与後に腫瘍の縮小が認められた」と報告されています。

　また膵がん患者さんの中には約1％の確率で、がん細胞に *NRG1* という遺伝子の融合変異がみつかりますが、この変異に対する新しい分子標的薬の開発も進められており、臨床試験では「効果が認められた」という報告があります。

◉ がん細胞の周りの環境（間質）を標的としたもの

　がんは、がん細胞以外にもコラーゲンなどから構成される結合組織や、さまざまな免疫細胞で構成されています。がん細胞以外の成分は「間質」と呼ばれていますが、特に膵がんではこの間質成分が占める割合が高く、がん細胞が間質で防御されているようなかたちになるため抗がん剤が効きにくくなる、と考えられています。

　この間質を標的とした治療薬で十分な効果が示されたものはまだありませんが、現在も開発が続けられています。

◉ リンパ球などの免疫細胞を標的としたもの

　現在がん治療の主流となっている免疫チェックポイント阻害薬は、単独では膵がんへの効果はありません。しかし、放射線照射や他の薬剤と併用することで効果を引き出せる可能性があり、さまざまな臨床試験が行われています。

　国内でも化学放射線療法が適応となる膵がん患者さんを対象に「化学放射線療法＋免疫チェックポイント阻害薬」併用療法の臨床試験が進行中です。

　また免疫細胞療法（CAR-T細胞療法）の開発も行われています。ここで述べるCAR-T細胞療法は自費診療で提供されている免疫細胞療法とは異なるものです。

　まず患者さん自身のリンパ球細胞（T細胞）を体外に取り出します。次にT細胞にがん細胞の表面に発現する特定の目印を認識し、攻撃することができるような遺伝子を人工的に植え付けます。この「改造されたT細胞」を「CAR-T細胞」と呼びます。そして、このCAR-T細胞を再び患者さんの体内に戻して、がん細胞を攻撃させるのです。

　CAR-T細胞療法は一部の血液がんで高い効果が確認されており、保険承認されています。

　これまでCAR-T細胞療法以外にもさまざまな免疫細胞療法が試みられてきましたが、一部の血液がんに対象は限定されるものの保険承認にまで至ったのはCAR-T細胞療法のみです。

　このCAR-T細胞療法は膵がんのような固形がんに対してはまだ十分な効果が証明されておらず、まだ開発途上ですが、海外では膵がんで効果が出たとする報告もあり、今後の研究の進歩が期待されています。

コラム❽ 膵癌診療ガイドラインにおける患者・市民参画について

　患者・市民参画（PPI）は英国で最初に取り入れられた考え方で、「患者・市民のために、または患者・市民について研究が行われることではなく、患者・市民と共に、または患者・市民によって研究が行われること」と定義されています。

　最近では、研究分野に限らず医療政策の全般において、その意思決定の場に患者・市民の関与を求めるというように考え方が広がっています。

　また、診療ガイドライン作成においても患者・市民の参画が重要であることが国際的に広く認識されつつあり、本書が準拠している『膵癌診療ガイドライン2022年版』においても患者・市民参画を尊重し、その理念をできるだけ取り入れながら作成作業が進められました。

◉ 患者・市民からの情報の収集

　多くの患者・市民のニーズや経験、期待、最新動向、トピックなどを収集するためにさまざまな方法が提唱されています。今回のガイドラインや本書の作成にあたっては、

①文献検索

②アンケート調査

③患者・市民委員からの提案

　の3つの方法が採択されました。

①の文献検索では、膵がんに関する「経験」や「ケアニーズ」などを検索語として9
　つのデータベースを検索し、141の文献の内容を確認しました。

②のアンケート調査では、2回の市民公開講座で参加者にアンケートにご協力いた
　だき、膵がんの診断、治療や療養の経験や期待などに関する情報を収集しました。

③これらの情報は患者・市民委員によって分類と重みづけを行い、委員からの意見
　も加味して最終案を採択しました。

◉ 患者・市民の参加

　上記で集めた情報の分析や、医療者との意見交換、推奨や解説内容の難解な部分の指摘や書き直しのために、患者会や医療ジャーナリストなど複数の患者・市民の方々に作成会議や執筆、編集作業に実際に参画していただきました。

　また、これらの患者・市民と医療者との橋渡しをしたり、患者・市民の作業を支援するために、複数の医療者を指名し、患者・市民参画の実現に向けて尽力していただきました。

◉ 患者・市民への情報の発信

　診療ガイドラインは、主に医療者を対象として作成されていますが、その内容は患者さんに対する診断や治療、さらには医療政策の立案、医療や政策の質にも関わるものなので、医療者だけではなく、患者・市民や社会にも大きく影響するものです。

　そのため『膵癌診療ガイドライン2022年版』では、ガイドラインの作成委員が作成した推奨や解説は患者・市民委員にあらかじめ確認をしてもらい、必要に応じて加筆・修正をしたうえで最終化が行われています。

　また患者・市民からの要望に基づくコラムも作成され掲載されています。

　このようにして作成されたガイドラインの内容を患者・市民の皆さんにできるだけわかりやすく提供し、さらに実際の診断や治療時に患者・市民の皆さんにとって役に立つと思われる情報を追加して、本書『患者・市民のための膵がん診療ガイド2023年版』が作られました。

　このように診療ガイドラインにおける患者・市民参画は非常に重要なものですが、日本では患者・市民が実際に作成に参加した診療ガイドラインは少なく、わが国における患者・市民参画の在り方が模索されているのが現状です。

　そのため、膵癌診療ガイドラインにおける患者・市民参画は、ガイドライン作成支援団体であるMinds（日本医療機能評価機構 EBM普及推進事業）の指導のもと、試行錯誤を繰り返しつつ進められました。

　診療ガイドラインは医療利用者と医療提供者が協働して意思決定を行うことを支援するために作成されるものです。患者・市民の皆さんから信頼され、社会からもより広く重要視される膵がん診療の確立のために、患者・市民参画の一層の推進が必要と思われます。

第 **5** 章

支持療法 1
ステント治療

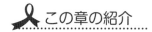この章の紹介

膵がんによって胆管や消化管が詰まったり、
狭くなったときの治療法を紹介します。

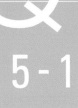

Q 5-1 黄疸があるので"胆道ステント"が必要と言われました。どのような治療法なのでしょうか？

　黄疸とは、膵がんによって膵臓の中を貫く"胆管"がふさがって胆汁の流れが滞ってしまい、白目や皮膚が黄色くなって、皮膚がかゆくなることです。

　黄疸の治療には、

①内視鏡で胆管の出口からステントというチューブを狭くなっている胆管に通して胆汁を流す方法

②皮膚の外から肝臓の中の胆管に直接針を刺して新たな"道"を作り、そこにチューブを通して胆汁を体の外に排出する方法

③超音波内視鏡（EUS）を使って胃や十二指腸から胆管に針を刺して新たな"道"を作り、そこにチューブを通して胆汁を流す方法

の3種類があります。

黄疸の状態

　膵がんは周囲の臓器に広がることが多く、特に膵頭部にがんができると、肝臓で作られた胆汁が流れる通路である胆管にもがんが広がり（膵臓の中を胆管が走行しているため）、胆管が詰まってしまい、黄疸が出現します。

　黄疸は薬ではよくなりません。胆管の「狭さ」や「詰まり」を物理的に改善する必要があります。

　肝臓で作られる胆汁は腸管内で多くの働きをしています。そのため、黄疸を治すと便通、脂質の消化吸収、血液凝固能、腸管内環境などの改善がみられます。

黄疸を改善するには

　以前は、超音波で観察しながら、体の外から皮膚を通して肝臓の中の胆管に直接針を刺して、約3mm径のチューブを通して胆汁を体の外に排出する方法（体からチューブが出ることになります）が主流でした（**図1**）。

近年は、内視鏡の治療技術が大きく進歩し、患者さんの負担が比較的少ない内視鏡を使って「ステント」を留置する方法（ステントは体の中に埋め込むため、体の外にはチューブが出ません）が主流となっています。

　ステントは「10mm程の径で網目状の金属製の筒」、または「2～3mm程のプラスチック製のチューブ」です。これを使って胆汁が正常に流れる経路を確保します。

　胆管の出口は「十二指腸乳頭」といって、十二指腸（胃の次にある腸）にあります。そこで、十二指腸用の内視鏡を使って十二指腸乳頭から胆管にステントを挿入する方法（**図2**）が主流です。

　最近では、十二指腸乳頭を経由してステントを留置することが難しいときは、EUSを使って、胃や十二指腸から胆管に針を刺してステントを挿入する方法（**図3**）も行われています。

　こうして黄疸を解消するために溜まっている胆汁を外に排出する方法を総称して「胆道ドレナージ術」と呼びます。

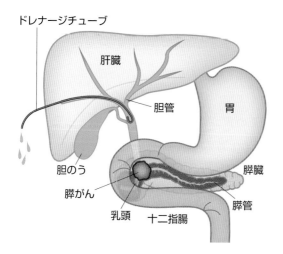

図1　経皮経肝胆道ドレナージ術

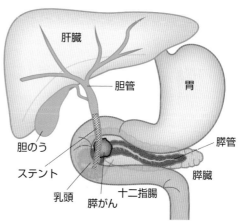

図2　内視鏡的胆道ドレナージ術

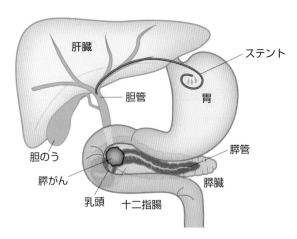

図3　EUS下胆道ドレナージ術（肝内胆管と胃にろう孔を形成する場合）

❧ それぞれの方法の利点と欠点

(1) 経皮経肝胆道ドレナージ術（図1）
けいひ けいかん

　　皮膚を通して肝臓の中の胆管に針を刺す方法です。胆汁が出ているかどうかが目に見えてわかるため、溜まった胆汁を確実に排出できる半面、皮膚を通して体の外側にチューブが出るため、慣れるまで痛みがあることと、生活上の不便が生じることもあります。

(2) 内視鏡的胆道ドレナージ術（図2）

　　内視鏡を使って十二指腸乳頭から胆管の狭い部分にステントを挿入する方法です。ステントは胆管の中に埋め込むため、体の外にチューブが出ることはありません。鎮静剤（睡眠薬や痛み止め）を使って眠っているうちに治療を行うため、内視鏡治療中の苦痛もありません。ただし、頻度は少ないものの、内視鏡治療特有の偶発症の「膵炎」が起こることがあります。また、ステントは詰まったり、自然に抜けることがあり、その際は追加の処置が必要となります。

(3) EUS下胆道ドレナージ術（図3）

　　EUSを使って胃や十二指腸から胆管に針を刺してステントを挿入する方法です。この方法もステントは体内に埋め込むため、体の外にチューブが出ることはありません。鎮静剤で眠っているうちに治療を行うため、内視鏡治療中の苦痛はありませんが、新しい治療であり、(1)(2)にはない偶発症にも注意を要するため、治療ができる施設が限られています。

5-2 胆道ステントの種類について教えてください。

胆道ステントの種類

胆道ステントは材質によって大きく2種類に分かれます。

いわゆるプラスチック素材（ポリウレタン、ポリエチレンなど）で作られた「プラスチックステント」と、金属素材（ナイチノールなど）で作られた「金属ステント」です（表）。

表 「プラスチックステント」と「金属ステント」の比較

	プラスチックステント	金属ステント
管の内側の大きさ	小さい	大きい
設置のしやすさ	容易	やや難しい
交換のしやすさ	容易	やや難しい
閉塞するまでの期間	短い	長い
価格	安価	高価

(1) プラスチックステント（図1）

プラスチックステントは、金属ステントに比べて胆管内への設置が技術的に容易なうえに低価格（金属製の約20万円に対してプラスチック製は約4万円）で、ステントが詰まったときに交換が確実かつ容易にできるというメリットがあります。

一方でプラスチック製は、金属製よりも「閉塞する（詰まる）までの期間」が短い、というデメリットもあります。

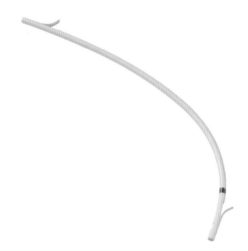

図1　プラスチックステント

（2）金属ステント

　金属ステントは、**図2**のように基本的に"筒状"で、細い金属を編み込んだものと、金属板をレーザーでくり抜いたものに分かれます。

　プラスチックステントとの最大の違いは、管の内側の大きさ（内径）が大きいこと。プラスチック製の約3mmに対して金属製は10mm前後の管の内側のスペースを確保することができます（**図3**）。

　金属ステントは内径が大きいため、そのままの状態で胆管に設置することはできません。細くたたんだ状態で設置する場所まで持っていき、そこで広げる仕組みであり、胆管内への設置がやや困難です。

　金属ステントの形状は筒状ですが、間に隙間があるため、ステントの管の内側に腫瘍の組織が入り込むことがあります。それを防ぐため、周囲に薄い膜（シリコンやポリテトラフルオロエチレンなど）でカバーを付けた金属ステントもあります（**図4**）。

　カバーを付けることで管の内側に腫瘍が入り込むのを防いで閉塞しにくくなった半面、ステントそのものが設置した位置からずれやすい、という短所も生まれました。

　金属ステントについて、「カバー付き」と「カバー無し」のどちらがいいのかについて、原因疾患が膵がんでないものを含めて解析した研究があります。それによると、ステントが閉塞するまでの期間には「あまり差はない」という結果となり、ステント設置後に起こり得る膵炎や胆のう炎などの合併症の頻度にも差はみられませ

んでした。

　しかし、「カバー付き」の金属ステントは、ステントにトラブルが起きたときに抜きやすい、という特徴があり、これは「カバー無し」と大きく異なる点です。抜きやすいということは、胆管を元の状態に戻せることを意味します。設置がうまくいかなかったときや、何らかの理由でステントが早々に詰まってしまった場合でも、ステントを抜けば胆管を元の状態に戻せるので、あらためて胆道ドレナージ（がんのせいで胆管が狭くなり、肝臓の外に排出できなくなった胆汁を排出させること）のプランを組み直すことができます。

　このように、胆道ステントにはプラスチックステントと金属ステントの2種類が、また金属ステントにも「カバー付き」と「カバー無し」という2つの分類があり、それぞれ長所・短所があり、状況に応じた使い分けがされています。

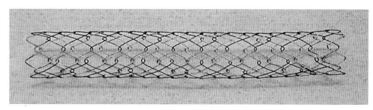

図2　金属ステント（カバー無し）

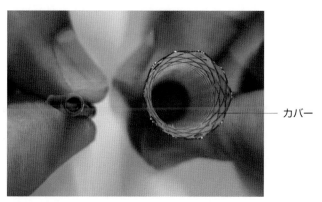

図3　プラスチックステント（左）と金属ステント（右）の管の内側の大きさの比較

カバー

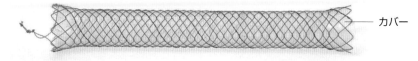

カバー

図4　金属ステント（カバー付き）

切除可能膵がん、あるいは切除可能境界膵がん
と診断された場合（両者の違いは100ページ参照→Q4-1）

　切除可能膵がんと切除可能境界膵がんは、いずれも切除することを前提とした状態で、手術の際には、胆道ステントはがんと一緒に取り除きます。つまり、ここでの胆道ステントの設置は一時的なもので、「手術までの間、閉塞させないこと」が目的の治療です。

　手術前の胆道ステント治療でプラスチック製と金属製の2つのステントを使ったときの成績を比較した報告があり、手術までにステントが閉塞して再処置が必要となる頻度は、「金属ステントのほうが少ない」とされています。

　これはステントの内径の差によるものと思われ、金属ステントが有利になりますが、そうなると金属ステントの価格の高さがネックになってきます。

　現行の医療保険制度では、最初にプラスチックステントを設置し、その後手術までに1回でもステントを交換（プラスチック製に）するために入院すると、最初から金属ステントを設置するのとほぼ同じ費用がかかります。さらに、ステントが閉塞することで胆管炎が起こったりすると、手術そのものが延期されることにもなりかねません。

　手術までの期間が2週間程度なら、閉塞する頻度はプラスチック製も金属製も同等という研究報告があります。また、手術までの期間が1カ月程度のときは、プラスチック製を使うと30％前後の確率で再処置が必要になる、という報告が国内外から出ており、手術までの期間が長くなるほど閉塞する危険性が高くなります。

　近年は切除可能膵がんと切除可能境界膵がんのいずれにおいても、術前に化学療法を行うことが提案（弱く推奨）されています。そのため、ステントを設置してから手術までの期間が最低でも1カ月程度かかることも珍しくありません。

　ステントの閉塞による胆管炎が起きたときには、化学療法も延期になることがあります。

　何らかの理由で術前化学療法を行わない状況で、手術までの期間が2週間程度であれば、プラスチックステントを設置しても閉塞を招くことなく手術を迎えられる可能性が高く、価格の面でも有用といえます。

　一方、術前化学療法を行う場合、手術までの期間が1カ月以上になることが多いため、閉塞のリスクを考えると金属ステントの有用性が勝ることになります。

切除不能膵がんと診断された場合

　切除不能膵がんと診断されたとき、化学療法や放射線療法を行うか、あるいはそれらは行わず支持・緩和療法のみ行うか、そのいずれのケースでも胆道ドレナージは必要です。そして切除不能膵がんは、切除可能の膵がんより長期のドレナージが必要になります。

　したがって、切除不能膵がんに胆道ステントを設置する際は、閉塞するまでの期間がより長く望めることから金属ステントを設置するのが一般的です。

　胆道ステントが詰まると黄疸や胆管炎を引き起こして命に関わることもあるため、できるだけ胆道ステントの閉塞は避けるべきです。また、前述のようにコストの面でも、プラスチック製を1回でも交換すれば、最初から金属製を入れるのと同じ程度の費用がかかることを考えると、金属ステントを選ぶのが妥当といえるでしょう。

　切除不能膵がんにおいて金属製が閉塞するまでの期間は10カ月前後とされており、2〜3カ月が目安のプラスチック製より長く閉塞から逃れることができます。

胆道ステントは交換ができますか？また、交換はどのようなときに必要なのでしょうか？

ステントの種類

　胆管（たんかん）が狭くなったところに挿入する「胆道ステント」は、その材質によって「プラスチック製」と「金属製」の2つに分けられます（181ページ参照→Q5-2）。プラスチックステントはその名の通り、プラスチックでできた細い筒状の医療器具です。

　一方の金属ステントは、金属ワイヤーで編んだ網状の筒で、自分で広がろうとする「自己拡張力」があります。金属ステントには、薄い膜で覆われた「カバー付き」と、金属ワイヤーがむき出しになっている「カバー無し」の2種類があります。この中で、交換ができるのは「プラスチックステント」と「カバー付きの金属ステント」の2種類で、「カバー無しの金属ステント」は交換ができません。

ステント閉塞とその対処

　ステントは人工物なので、挿入した後で詰まったり（閉塞（へいそく））、自然に抜ける・ずれる（逸脱）というリスクがあり得ます。ステントが詰まってしまったときは、新たに挿入しなければなりません。閉塞する原因は、腫瘍が育って大きくなる、胆泥（たんでい）（胆汁が濃縮して泥状になったもの）や胆石による詰まり、食べたものがステントの端に引っかかって詰まってしまう、などが考えられます。

　カバー無しの金属ステントや、カバー付きの金属ステントのカバーが破けたときには、腫瘍がステントの網目から内側に侵入して閉塞を起こすこともあります。腫瘍は、時にステントが装着されている範囲を超えて大きくなることがあり、それによって胆管を塞いでしまうこともあります。一方、ステントが抜けてしまったときは、新たにステントを入れなおすことになります。プラスチック製やカバー付き金属ステントは交換ができますが、カバー無しの金属ステントは一度留置したら抜くことができません。しかし、ステントの内側にもう一度ステントを挿入して設置する、つまり「ステントの重ね着」のような形にすることで胆管を開通させることは

できます。

　食べたものが引っかかった時や、胆泥、胆石の詰まりが生じたときは、それを取り除くことも可能ですが、新しいステントと交換したほうが次に閉塞するまでの期間が長くなることが報告されています。化学療法の進歩により、患者さんの予後は延びています。それにより、患者さんがステントの閉塞を経験する確率も高くなっています。そのため近年は、閉塞するまでの期間が長く、交換が可能なカバー付き金属ステントが選ばれることが増えています。

ステント挿入に伴う偶発症

　胆管にステントを挿入することで、胆のう炎や膵炎などの合併症が起きることがあります。これらの合併症には強い腹痛や高熱を伴うことが多く、重症の場合は命に関わることもあります。こうした合併症は、ステントそのものが原因のこともあれば、挿入する際の手技によって引き起こされるケースもあります。これらの合併症が起きたときに、現状ではどのような状態ならステントを抜く（交換する）べきかという安全性を検証する研究はほとんど行われていません。医師の裁量に委ねられているのが実情です。また、合併症の症状が強いとき、あるいはステントが原因で膵管や胆管が詰まったときは、元のステントより細いステントに交換することもあります。

第5章　支持療法1　ステント治療

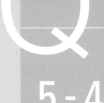

ステント治療を行っても、安全に化学療法や放射線療法は受けられますか?

　胆道ステントや十二指腸ステントが挿入されていても、通常は化学療法（抗がん剤治療）を行うことができます。ただ、放射線療法については金属ステントの使用の可否について注意が必要なことがあるので、主治医と相談してください。

　また、ステントを留置してから時間が経つと、ステントを介して感染を起こしたり、ステントが詰まったり、ずれたりすることがあります。その場合はステントの交換や追加をすることになるので、定期的な検査やメンテナンスが必要です。

胆道ステントの場合

　膵がんができたことで狭くなった胆管にプラスチックステントや金属ステントを挿入する治療についてはQ5-1〜5-3（→178〜186ページ参照）に記載されているとおりです。

　胆管にステントを挿入したあと、患者さんの体調や肝機能の状態が良ければ、通常は化学療法（抗がん剤治療）を行うことに支障はありません。しかし、放射線療法は種類によっては金属ステントが挿入された状態では行えないことがあるので、主治医と相談してください。

　通常、ステント留置用の内視鏡は胆管内に挿入できないため、胆管の出口がある十二指腸まで内視鏡を進めて、内視鏡とエックス線の映像を見ながら十二指腸に端が出るようにステントを留置するのが一般的です。

　そのため、どのタイプのステントを選んでも、ステントを介して胆管が細菌感染を起こす「胆管炎」や、ステント内に胆泥（たんでい）（胆汁（たんじゅう）が濃縮して泥状になったもの）が溜まったり、腸の内容物が逆流したりすることによる閉塞（へいそく）（詰まること）、ステントの位置がずれることなどによって胆汁の流れが再び悪くなることが起こり得ます（図）。

　こうした病態が自然に治ることは考えにくく、放置して無理に化学療法や放射線療法を行うことは、胆管炎のさらなる悪化や、体調を大きく崩す原因となります。

そのためいったん治療を休んで、内視鏡を用いたステントの交換や追加を速やかに行う必要があるのです。

この「感染」や「閉塞」、「位置ずれ」といったステントのトラブルへの対策や方針は、病院や医師によって違いは多少あるものの、完全に予測したり、予防したりする方法は確立されていません。そのため、化学療法や放射線療法で通院する際、ステントのトラブルが起きていないかを確認するために、定期的な検査（血液検査やエックス線、CTなど）が必要です。

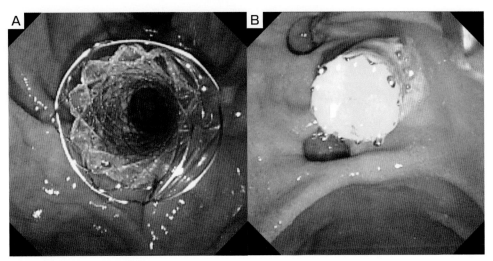

図　胆道ステントの閉塞例
胆管に金属ステントを留置した直後（A）と、胆泥で詰まったステント（B）の例。いずれも十二指腸内から内視鏡で胆道ステントを写しています。

十二指腸ステントの場合

膵がんにより十二指腸が狭くなり、食物の通りが悪くなった場合に、十二指腸用の金属ステントを入れて狭い場所を広げることがあります（**190ページ参照→Q5-5**）。ステントを入れた後、患者さんの体調や食事の摂取状況が良好であれば、通常、化学療法を行うことに支障はありません。放射線療法はその種類やがんがある場所によっては行えない場合があり、主治医との相談が必要になります。

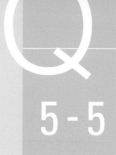

5-5 「膵がんのため胃や十二指腸が狭くなっている」と言われました。どのような治療が有効でしょうか？

　手術による「胃空腸吻合術」と、内視鏡を用いた「十二指腸ステント挿入術」の2通りの治療法があります。

　まず提案されるのは、体への負担が少なく治療直後の合併症も少ない十二指腸ステント挿入術です。

　一方で患者さんの状態や受診している病院の状況によっては、長期的な症状の再発が少ない胃空腸吻合術が行われることもあります。

切除不能膵がんにおける消化管閉塞の治療法

　膵臓は、胃や十二指腸などの消化管がすぐ近くにあるため、膵がんが浸潤（がんが増殖して周囲に広がっていくこと）すると、消化管が閉塞すること（詰まること）があります。切除不能な膵がんの約20％に消化管の閉塞が起こるとされており、食べられる量が減って体重減少や栄養状態の低下につながります。

胃空腸吻合術（図1）

　空腸（小腸）を引っ張り上げて、胃につないでバイパスを作り、食べた物が胃か

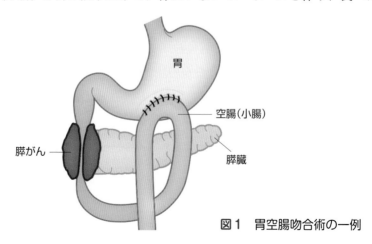

図1　胃空腸吻合術の一例

ら小腸に直接流れるようにする手術です。開腹手術と腹腔 鏡 手術の2通りがあります。

🎗 内視鏡的十二指腸ステント挿入術 (図2)

　　海外では1990年代から十二指腸ステントが行われ、2010年4月からは日本でも内視鏡的十二指腸ステント挿入術が保険診療で行えるようになりました。ステントとは金属のワイヤーで編まれたチューブ状の医療器具です。**Q5-1〜5-3（178〜186ページ参照）**で説明した「胆道ステント」とよく似た形をしていますが、十二指腸ステントは一回り大きく作られています。

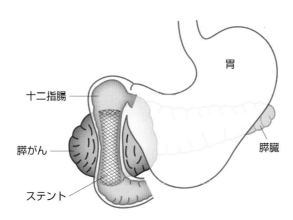

十二指腸

膵がん

ステント

胃

膵臓

図2　内視鏡的十二指腸ステント挿入術

🎗 胃空腸吻合術と内視鏡的十二指腸ステント挿入術の比較

　　膵がんを含む切除不能な消化管閉塞のある患者さんを対象に、「胃空腸吻合術を受けた人」と「内視鏡で十二指腸ステントを挿入した人」の成績を検討した研究があります。

　　結果を見ると、ステントを挿入した人のグループでは、出血や消化管穿孔（胃や十二指腸に穴があくこと）などの治療に関連した合併症が少なく、また食事の再開や退院までの期間が短かった半面、長期的に見ると消化管閉塞の再発、再治療となる確率が高い傾向がありました。

　　以上の結果から、現時点では胃空腸吻合術と内視鏡的十二指腸ステント挿入術では、治療直後の成績が優れている十二指腸ステント挿入術が提案（弱く推奨）され

ます。

　ただし、長期的な成績は胃空腸吻合術のほうが優れているため、患者さんの状態や、受診している病院の状況によってはこちらの治療法が選ばれることもあります。

今後の課題

　近年、胆道ステントと同様に、十二指腸ステントの網目にカバーを装着したステント（カバー付きステント）が使えるようになりました。がんが網目から入ってくるのを防ぐことが期待されていますが、現時点ではカバーの有無による治療成績の差は明らかではありません。

　手術に関しては、開腹による胃空腸吻合術を行うより、体への負担が少ない腹腔鏡で行う施設が増加しているため、開腹での胃空腸吻合術よりも合併症が少なく、入院期間も短い可能性があります。

　また海外では内視鏡を用いた胃空腸吻合術の報告も増えてきており、今後は外科的胃空腸吻合術と成績を比べる必要があります。

第6章

支持療法 2
その他の症状や副作用の治療

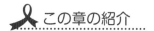この章の紹介

つらい症状の対処法を紹介します。

6-1 痛みがありますが、とれますか？

　痛みは、それ自体がつらいのはもちろんですが、日々の生活を送る上での気持ちの余裕をなくし、ときに治療への希望までを蝕（むしば）むこともあります。したがって「痛みを緩和すること」は、とても大切な治療の一つなのです。

　世界保健機関（WHO）ガイドライン『成人・青年における薬物療法・放射線治療によるがん疼痛（とうつう）マネジメント』では、がんによる痛みの治療法が紹介されていて、ここで示されている「痛み治療」を行うことで、患者さんの痛みの大部分を和らげることができます。痛みがあるときは、遠慮なく医師や看護師などの医療スタッフに伝えてください。

痛みの原因を診断する

　痛み治療では、まず「痛みの原因」を診断します。

　痛みは、がん（腫瘍）のある場所とは別の離れたところに起きることもあるので、いま起きている痛みの原因が何なのかを調べることはとても重要です。

　また、がん以外にも抗がん剤など治療の副作用や、がん以外の理由で起きる痛み（がんと診断される前からある痛みや、体調の変化や体の衰えによる痛み）などもあり、対処方法はそれぞれ異なります。

痛みの状況に沿った痛み止め（薬剤）を選択する

　いま起きている痛みが「がんによる痛み」と診断されたときは、痛みの強さに応じた薬（痛み止め）を選びます。飲み薬、貼り薬、注射薬、坐薬（ざやく）、口の中で溶かして成分が吸収される薬などの種類があります。

　中でも最も種類が多いことから「飲み薬」が使われることが一般的ですが、「吐き気がある」などの理由で飲むことがつらいときには、他の剤形（ざいけい）の薬に変更できるので、医療者に伝えてください。

痛み止めを使った治療では、効果が長続きする「飲み薬」「貼り薬」「注射薬」をあらかじめ決められた時間に定期的に使い、突発的に痛みが強くなったときには、短時間で効果を発揮する「とん服薬（レスキュー）」を組み合わせます。

飲み薬のとん服薬は、30分から1時間で効果が現れますが、「定期的に使っている薬」の用量が不十分だと数時間で効果が切れてしまうことがあります。そんなときは、定期的に使う薬剤を増やすことで痛みを和らげることができます。

また、とん服薬を使った日時や効果をメモして医療者に伝えると、それ以降の治療の参考になります。

痛みは人によって感じ方が異なります。また、痛みを和らげるために必要な薬の種類や量にも個人差があるので、一人ひとりの痛みに合わせた「適切な薬の量」を調整していくことになります。この「適切な薬の量」とは、生活に支障のない程度まで痛みが和らいだことを患者さんが実感でき、副作用が気にならない、もしくは対処できている状態を指します。

（1）軽度（比較的弱い）痛みの治療：
非ステロイド性消炎鎮痛薬、アセトアミノフェン

非ステロイド性消炎鎮痛薬とアセトアミノフェンは、いずれも「解熱鎮痛作用」のある薬です。

非ステロイド性消炎鎮痛薬は、胃潰瘍や腎機能障害などの副作用を引き起こすことがあるので、強い胸やけ、体のだるさ、手足のむくみなどが現れたら、医療者に相談してください。

アセトアミノフェンは肝機能障害が起こることがありますが、比較的副作用が少ないことから小児患者や非ステロイド性消炎鎮痛薬が使いにくい人でも使えます。

（2）中くらいから強い痛みの治療：
オピオイド鎮痛薬（モルヒネ、ヒドロモルフォン、オキシコドン、フェンタニル、タペンタドール、メサドン）

痛みが強いときには、オピオイド鎮痛薬を使います。この薬には使用量の制限がないため、少ない量から使い始めて、痛みの強さに合わせ用量を増やしていきます。

便秘、眠気、吐き気などの副作用が出ることがありますが、痛みに対して適切な用量であれば眠気は数日でなくなります。

吐き気は出ないことのほうが多いですが、出たとしても吐き気止めを服用すれ

ば、1週間ほどで治まります。

　便秘はこの種類の痛み止めを使用している間は続いてしまう副作用ですが、下剤を上手に調整することで対応可能です。

　胃や肝臓、腎臓などの臓器を痛めるような副作用はありません。

(3) 一般的な痛み止めが効きにくい痛みの治療：鎮痛補助薬

　太い神経や神経が集まっている部分（膵臓の周りは細かい神経が集まっています）、その他「強い痛みを生じやすい部位」にがんが広がると、強い痛みを生じることがあります。

　腫瘍による刺激で神経が興奮すると痛みを感じやすくなります。一般的な痛み止めの効果がないときには「鎮痛補助薬」を使う場合があります。神経障害性疼痛治療薬や、通常は痛み止めとしては使われない薬剤（うつやけいれん、不整脈に用いる薬剤など）を、それまで使用してきた痛み止めと一緒に使うことで、痛みが改善する場合があるとこれまでは考えられてきましたが、医学的な根拠としては十分ではないため最近は使用を控える傾向があります。

(4) 痛み止めでは十分に症状が緩和できない痛みの治療： 放射線療法、神経ブロック、画像下治療

　オピオイド鎮痛薬や鎮痛補助薬を使った治療を組み合わせても痛みが十分に緩和できないときは、放射線療法や神経ブロック、画像下治療（インターベンショナルラジオロジー）など、薬物療法以外の対処を考えます。

放射線療法

　がんが骨に転移するなど、強い痛みを生じやすい部位に腫瘍が広がったときには、痛み止めによる治療と並行して、痛みの原因となっている腫瘍に放射線を照射することにより、痛みの原因となる腫瘍が小さくなる、あるいは腫瘍の増大がなくなることで痛みを和らげます。

　詳しくは、4-Ⅲ. 放射線療法（136、143ページ参照→Q4-12、Q4-13）を参照してください。

神経ブロック、画像下治療（インターベンショナルラジオロジー）など

太い神経や神経が集まっている部分など、強い痛みを生じやすい部位にがんが広がり、痛み止めでは十分な症状緩和ができないときや、薬剤の副作用（オピオイド鎮痛薬の眠気や吐き気など）がつらいときには、「神経ブロック」や「画像下治療」を検討します。

神経ブロックは、痛みを伝える神経に局所麻酔薬やアルコールを作用させ、神経の働きを止めて痛みを感じなくする方法です。体の限られた部分に向けて行うケースと、脊髄に局所麻酔薬やオピオイド鎮痛薬を投与するケースなどがあり、痛みの原因に応じてペインクリニックの専門家が治療法を検討します。

画像下治療（インターベンショナルラジオロジー）は、エックス線（レントゲン）やCT、超音波内視鏡などで得られた画像をもとに、細い医療器具（カテーテルや針）を入れて、標的となる病巣に直接行う治療です。

この治療は、針を使うことが多いので出血や組織が傷つくなど、体の状況によっては症状緩和よりリスクのほうが高くなる危険性もあるので、慎重に検討したうえで実施するかどうかを決めていきます。

いずれの治療も、成功すれば痛みが和らぐだけでなく、必要な薬剤の用量が少なくなることで副作用が改善することがあります。

医療者から痛みの程度を質問されたとき、我慢する必要はありません。「痛みがどの程度の強さ」であるかだけではなく、「痛みが生活にどのような影響を及ぼしているか」を医療者に伝えてください。

痛みの出方や生活上のダメージは人によって異なり、状況によって変化していきます。必要とされる情報は、患者さん一人ひとり、そしてその状況によって変わってきます。

痛みについて困ったとき、治療の方法について知りたいときは、気軽に相談しましょう。

痛み以外の症状とその対処法を教えてください。

血栓

血栓は血液の塊であり、血液が固まりやすい体質になることや、血管の圧迫などで血流が悪くなることが血栓のできる原因です。

血管内の血栓が血流に乗って流れて、下流の血管に詰まることを「塞栓」といいます。

動脈の血栓塞栓症の一つの例として「脳梗塞」があります。

静脈の血栓塞栓症には「深部静脈血栓症」と「肺血栓塞栓症」があり、これらを合わせて「静脈血栓塞栓症」といいます。静脈血栓塞栓症は、一般的に「エコノミークラス症候群」、または「旅行者血栓症」といわれています。

(1) がんと静脈血栓塞栓症

がん細胞は、血液を固める働きを持つ物質を放出しています。このためがんの患者さんは血液が固まりやすくなり、がんではない人よりも血栓塞栓症を発症することが多くなっています。

がんの患者さんに最も多くみられる血栓塞栓症は、「静脈血栓塞栓症」です。静脈血栓塞栓症は、手術でがんを切除できる人よりも進行した人のほうが発症は多く、がんの部位では、膵がんと胃がんで特に頻度が高くなっています。

日本では、抗がん剤で治療する肝、胆道、膵がんの患者さんの26％で静脈血栓塞栓症を発症しています。静脈血栓塞栓症を発症すると息苦しさや足のむくみなどの症状が出ますが、無症状でみつかることもあります。

静脈血栓塞栓症は、抗がん剤治療中の患者さんが亡くなる原因の一つであり、また静脈血栓塞栓症が重症だと、抗がん剤治療は中断、あるいは中止しなければなりません。

静脈血栓塞栓症を発症すると、血栓を溶かすため抗凝固薬（血液をサラサラにする薬）で治療をします。

抗凝固薬の治療は9割以上の患者さんに効果がありますが、血液が固まりにくくなるため、出血の副作用が問題になることがあります。

(2) 化学療法を行う膵がん患者さんの静脈血栓塞栓症の予防

抗がん剤治療を受けている膵がん患者さんの4～5人に1人が静脈血栓塞栓症を発症し、がんの治療に影響が出ることがある、とされています。そのため、静脈血栓塞栓症の発症を予防することが重要となります。

抗がん剤治療を受けている人の静脈血栓塞栓症を予防するために抗凝固薬（アピキサバン、リバーロキサバン、低分子ヘパリン）を使うと、出血の合併症のリスクを高めることなく、静脈血栓塞栓症の発症率を下げることが報告されています。そのため海外ではすでに、静脈血栓塞栓症の発症予防のために抗凝固薬が使われています。

現在国内では、抗凝固薬による血栓予防治療は保険適用外（234ページ用語集参照）となっており、通常の診療では使うことができません。今回の『膵癌診療ガイドライン2022年版』への改訂で、抗がん剤での治療を行う膵がん患者さんに抗凝固薬を使った静脈血栓塞栓症予防ができるようになることが期待されています。

腹水

腹水貯留（ふくすいちょりゅう）は、進行膵がんで多くみられる症状です。

大量の腹水が溜まることで、腹部膨満感（ぼうまん）や腹痛、胸やけ、吐き気・嘔吐（おうと）、食欲不振などが起こるだけでなく、お腹が膨らむことで呼吸が苦しく感じたり、血やリンパの巡りが悪くなることで足のむくみが起きるなど、生活の質（QOL）を大きく低下させることがあります。

腹水は、利尿薬などの薬物療法によってコントロールできる場合もあります。ただ、多くの悪性腹水（特にがんがお腹の中に広く散らばる腹膜播種（ふくまくはしゅ）に伴う腹水）は、薬物療法だけでは十分にコントロールできないこともあるので、症状によるつらさを主治医と共有し、患者さんの希望に沿った個別の対応を探していくことが大切です。

腹水に対して行われる主な治療は以下の通りです。

（1）抗がん剤治療

抗がん剤治療によって、悪性腹水が改善することがあります。

（2）利尿薬

一部の腹水貯留に対しては利尿薬が効果を示すこともあります。ただ、腹膜播種に伴う腹水に対しては十分な効果が出ないこともあります。

血圧低下、脱水などの副作用もあるので、漫然と使用せずに、必要性について主治医とよく相談してください。

（3）腹水穿刺ドレナージ

お腹にチューブ（カテーテル）を挿入し、溜まった腹水を体の外に出す方法です。腹水貯留による症状（腹部膨満感）を速やかに改善できることが大きな利点です。

ただ、腹水の原因によっては、ドレナージをした後に比較的短期間で再び腹水が貯まってしまうこともあります。

針を刺して腹水を抜く治療が最適なことなのかどうか、またそのタイミングについては、主治医とよく相談して実施する必要があります。

（4）腹水濾過濃縮再静注法
　（CART：cell-free and concentrated ascites reinfusion therapy）

「濾過膜」を使って腹水から細胞や細菌などの不要な成分を取り除き、アルブミンなどの有効成分を体内に戻す治療法で、1981年から保険認可されています。大量に腹水を抜くことでお腹の張りが改善されることが多いですが、実施できる施設が限られており、（3）の「腹水穿刺ドレナージ」とどちらが優れているかを比較した報告はありません。

高い治療効果が期待される方法ですが、今後さらに詳細な研究が必要な治療法です。

（5）輸液量の調整

悪性腹水のある患者さんには、過度な輸液はかえって腹水貯留を悪化させると考えられています。腹水でお腹が張っているときの点滴の必要性については、主治医とよく相談してください。

前述の治療を行っても腹水による症状が根本的に改善しないこともあります。腹水の量が減らないときは、お腹を温める、あるいはお通じをしっかりコントロールすることでお腹の張り症状の改善につながることがあります。

♠ 食欲不振

食欲不振は、がん患者によくみられる症状の一つです。

食欲不振への対応は原因によって異なります。がん治療が原因のときは、治療の内容やスケジュールから症状が出る時期を予測して、食事や日常生活の工夫をしていきます。症状が出やすい時期の目安は、抗がん剤を用いた治療では治療後1週間以内ですが、治療の詳細によっても異なりますし、個人差もあります。担当の医師に確認してみましょう。

不安や抑うつが原因と診断されたときは、抗不安薬や抗うつ薬が処方されることもあります。食事内容の工夫や口腔ケアで食欲不振が緩和されることがあるので、希望があれば管理栄養士や担当医師から具体的なアドバイスを受けることもできます。

食欲不振に加えて体重減少がみられるときは、「がん悪液質（231ページ用語集参照）」と診断されることがあり、食欲を刺激する「アナモレリン塩酸塩」という薬を使った治療を受けることができます（**202ページ参照→Q6-3**）。

アナモレリン塩酸塩は2021年に承認された経口剤で、食欲を高め、体重を増やす効果が期待できます。アナモレリン塩酸塩の治療を受けることができるがん悪液質は、体重減少や食欲不振の他、疲労、筋力低下、炎症反応の亢進など、複数の基準によって判断されます。

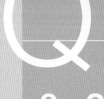

Q 6-3 化学療法の副作用とその対処法を教えてください。

化学療法（抗がん剤を用いた治療）を受ける上で、副作用に対する不安を抱く方は少なくありません。化学療法における代表的な副作用としては、消化器・粘膜症状（吐き気・嘔吐、下痢・便秘、口内炎、味覚の変化、食欲不振など）、皮膚症状（肌荒れ・皮疹・色素沈着、爪の変形、脱毛など）、神経症状（末梢神経障害）、骨髄抑制（232ページ用語集参照）（白血球減少、血小板減少、貧血など）、間質性肺炎があります。

しかし、化学療法の種類によって症状や頻度、程度はさまざまで、注意すべき副作用も異なります（**表1**）。

近年では、支持療法（232ページ用語集参照）薬（副作用をおさえる薬）の開発が

表1 膵がんの化学療法における副作用（代表的な化学療法を抜粋して記載）

化学療法の名前 （本文中の表記）	使用薬剤 一般名（商品名）	特に注意する副作用
FOLFIRINOX療法 （4剤併用療法）	オキサリプラチン（エルプラットなど） イリノテカン（カンプトなど） フルオロウラシル（5-FUなど） ホリナートカルシウム＊（ロイコボリンなど）	吐き気・嘔吐、下痢・便秘、口内炎、脱毛、末梢神経障害、骨髄抑制
ゲムシタビン＋ナブパクリタキセル併用療法 （2剤併用療法）	ゲムシタビン（ジェムザールなど） ナブパクリタキセル（アブラキサン）	吐き気・嘔吐、下痢・便秘、皮疹、脱毛、末梢神経障害、骨髄抑制、間質性肺炎
ゲムシタビン単独療法	ゲムシタビン（ジェムザールなど）	下痢・便秘、皮疹、骨髄抑制、間質性肺炎
エスワン単独療法	テガフール・ギメラシル・オテラシルカリウム（TS-1など）	下痢・便秘、口内炎、皮疹・色素沈着、骨髄抑制
イリノテカン塩酸塩水和物リポソーム製剤＋フルオロウラシル＋ホリナートカルシウム＊併用療法 （3剤併用療法）	イリノテカン塩酸塩水和物　リポソーム製剤（オニバイド） フルオロウラシル（5-FUなど） ホリナートカルシウム＊（ロイコボリンなど）	吐き気・嘔吐、下痢・便秘、口内炎、脱毛、骨髄抑制

＊ホリナートカルシウムは日本では「レボホリナートカルシウム（アイソボリンなど）」が保険適用となり使用されています。

進み、副作用を予防・軽減できる時代になってきています。あらかじめ副作用を正しく理解しておくことで、早めの対応が可能となり、化学療法を安全に続けることができます。ここでは、膵がん化学療法の主な副作用について、症状や頻度、対処法を解説していきます。

吐き気・嘔吐

吐き気というと「吐く一歩手前」と考える方がいるかもしれませんが、「ムカムカ感」「胃の不快感」「胃酸逆流による胸やけ」「乗り物酔いのようなめまい」なども含まれます。

昔はこうした症状をおさえることは困難でしたが、2000年代以降に多くの制吐薬（吐き気・嘔吐をおさえる薬）が開発され、それらを適切に組み合わせることで制御できるようになりました。

代表的な制吐薬として5-HT$_3$受容体拮抗薬（パロノセトロン、グラニセトロンなど）、ニューロキニン1（NK1）受容体拮抗薬（アプレピタント）などがあります。

吐き気や嘔吐が起こる頻度は、化学療法の種類によって異なります。臨床試験データをもとに、高度・中等度・軽度・最小度の4段階にリスク分類されます（**表2**）。

膵がんに用いる「FOLFIRINOX療法」は高度リスク、「ゲムシタビン塩酸塩（以下ゲムシタビン）＋ナブパクリタキセル併用療法」「イリノテカン塩酸塩水和物　リポソーム製剤＋フルオロウラシル＋ホリナートカルシウム併用療法」は中等度リスク、「ゲムシタビン単独療法」と「S-1（以下エスワン）単独療法」は軽度リスクとなります（ホリナートカルシウムは日本では「レボホリナートカルシウム」が保険適用となり使用されています）。

吐き気・嘔吐リスクに応じて、予防に用いる制吐薬の組み合わせを決めていきます。そうすることで、たとえ高度リスクの化学療法であっても多くの場合、嘔吐を

表2　吐き気や嘔吐の生じやすさ（催吐リスク）による化学療法の分類

リスクの度合い	薬剤
高　度	FOLFIRINOX療法
中等度	ゲムシタビン＋ナブパクリタキセル併用療法 イリノテカン塩酸塩水和物　リポソーム製剤＋フルオロウラシル＋ホリナートカルシウム併用療法
軽　度	ゲムシタビン単独療法 エスワン単独療法
最小度	―

避けられるようにできるのです。

　しかし、吐き気に関しては個人差があります。先に述べたように吐き気のタイプはさまざまで、症状によって効きやすい制吐薬も異なります。したがって、最適な制吐薬を選ぶためには、患者さんからの情報が重要となります。症状、時期、嘔吐の有無などを具体的に医療従事者に伝えるようにしましょう。

　なお、吐き気で食欲がないときは無理せずに、食べやすい物を摂取するようにしてください。もし、水分を摂るのもつらい場合は遠慮せず、速やかに病院へ連絡してください。

🎗 下痢・便秘

　化学療法による下痢は、「早発型（投与中あるいは投与後24時間以内）」と「遅発型（24時間以降）」の2パターンに分類されます。

　イリノテカンを含む化学療法では早発型と遅発型、ゲムシタビンやエスワンを含む化学療法では遅発型の下痢が起こる可能性があります。

　下痢の起こる頻度が高い治療は「FOLFIRINOX療法」、「イリノテカン塩酸塩水和物　リポソーム製剤＋フルオロウラシル＋ホリナートカルシウム併用療法」です。発現頻度は、それぞれ約8割、6割と報告されています。そのうち、重い症状（普段より7回／日以上の排便回数の増加）が出る確率は、両治療ともに1割程度です。

　早発型の下痢は、副交感神経刺激により消化管運動が活発になることで起こります。これには、抗コリン薬という薬（アトロピン硫酸塩水和物、ブチルスコポラミンなど）が有効です。遅発型の下痢は、抗がん剤によって腸の粘膜がダメージを受けることで起こります。これに対しては、止瀉薬（ロペラミドなど）で対応していきます。下痢が続いているときは、脱水の危険性があるため、こまめに水分を摂るようにしましょう。

　なお、発熱や嘔吐を伴うときは感染による下痢の危険性が、また強い腹痛が続いて止瀉薬で下痢がおさまらないときは腸の粘膜に炎症が起きていることが考えられるので、早めに病院へ連絡してください。

　一方で便秘にも注意が必要です。抗がん剤以外に、吐き気予防に用いる制吐薬（パロノセトロン、グラニセトロンなど）が原因で便秘になることがあります。数日間で便秘は解消しますが、その間に便が大量に溜まってしまうとお腹が張ったり、その後下痢になることがあります。便秘薬（酸化マグネシウム、センノシドなど）を服用して、こまめに排便を促していくことが重要です。

口内炎

　口内炎は、口腔内（頬の内側、唇の裏、のど、舌など）の粘膜に炎症を起こす副作用です。抗がん剤投与後2〜14日目に起こりやすく、免疫力が低下する7〜14日目前後は、特に注意が必要です。

　予防法としては、口腔ケアが基本となります。口の中全体を洗うようなイメージでうがいをしましょう。また、口腔内の粘膜を傷つけないようにすることも重要です。毛先のやわらかい歯ブラシでゆっくり丁寧に磨くと良いでしょう。

　治療薬としては、アズレン含有のうがい薬（アズレンスルホン酸ナトリウム水和物など）やステロイド外用薬（デキサメタゾンなど）があります。悪化すると、痛みで食事が摂りづらくなることがあるので、早めに薬を使用していくことが重要です。

　ただし、口腔カンジダ症の場合は、ステロイド外用薬の使用によって症状が悪化することがあるので注意が必要です。舌や頬などの口腔粘膜に苔状の斑点ができ、赤くただれているとき、痛みで食事が摂れないとき、発熱を伴うときは、速やかに病院へ連絡してください。

味覚の変化

　味を感じるセンサーの役割を担う、舌の味蕾という細胞が、抗がん剤によって障害を受けることで、味覚が変わることがあります。味が薄く感じる、苦みを強く感じる、塩味を感じにくいなど、症状はさまざまです。治療法によって頻度や程度は異なり、個人差もあります。治療を続けるうちに、症状の続く期間が長くなることもあります。

　この副作用には特効薬がないため、食事の工夫が必要となります。いろいろな食材・味付けを試してみましょう。管理栄養士も相談に乗ってくれます。

　血液中の亜鉛が不足しているときは、亜鉛を補充する薬（酢酸亜鉛水和物など）で対応しますが、効果には個人差があります。

　なお、舌に白い苔のようなものができてピリピリ痛むときは注意が必要です。口内炎の項でも触れた「口腔カンジダ症」で味覚が低下している危険性があるので、医師へ相談してください。

食欲不振・体重減少

　食欲不振は、化学療法全般に起こり得る副作用で、先に述べた吐き気、下痢、便秘、口内炎、味覚の変化などが原因となることもあります。この場合は、それぞれの副作用への対応で改善できることがあります。

　一方、がんの進行自体が食欲不振の原因となることがあります。その中でも「がん悪液質（231ページ用語集参照）」という状態になると、食欲不振や体重減少、筋肉量の低下が起こり、だるさが続くことがあります。海外のデータでは、膵がんの患者さんの約7割にがん悪液質が起こると報告されています。主な原因は、がんから分泌される物質や、がんに対する体の反応によるものです。

　がん悪液質の治療としては、食欲を促進するホルモン「グレリン」が注目されています。2021年にはグレリン受容体に作用するアナモレリン塩酸塩が承認され、がん悪液質に対する治療薬として使用できるようになりました。

　この薬は、臨床試験で「骨格筋の増加」「体重の増加」「食欲の増進」などの効果が報告されています。ただし、効果には個人差があり、心臓に疾患がある人には使用できない場合があります。また、併用に注意が必要な薬もあるので、全身の状態や併用薬を考慮した上で、慎重に検討していきます。

　がん悪液質は、患者さんやご家族の努力だけでは改善が困難です。食欲不振、体重減少があるときは、早めに医師、薬剤師、看護師、管理栄養士へ相談しましょう。

肌荒れ・皮疹・色素沈着

　皮膚に影響を及ぼす抗がん剤として、エスワン、ゲムシタビンなどがあげられます。

　ゲムシタビンによって現れる副作用の「皮疹」は、初回投与後に起こりやすい、という特徴があります。点滴の数日後に腕の内側や太もも、胸や腹部・背部など「やわらかい部分」に出やすく、多くは数日で改善していきます。

　一方のエスワンは、投与開始から2〜3週目あたりで顔面、爪、手、足などに色素沈着（皮膚の色が濃くなったり黒いシミができる症状）が出ることがあります。

　皮疹が出たときは、ステロイドの塗り薬やアレルギー症状をおさえる飲み薬などを使用します。これらの薬が処方されたときは、医師や薬剤師の指示通りに使用しましょう。

　また、皮疹が出た場所は乾燥して荒れやすくなるため、保湿クリームなどでケア

しましょう。皮疹が全身に広がるようなときや、痒みが強いときは速やかに病院へ連絡してください。

色素沈着に対する有効な治療法はありませんが、メイクにより目立たなくすることはできます。日光に長時間あたると悪化することがあるので、日焼け止めクリームや日傘などで紫外線対策をしましょう。

なお、色素沈着が出たとしても、エスワンは自己判断で中断しないでください。

爪の変形

抗がん剤の影響で爪が変形して割れやすくなることがあります。これは、爪の元となる爪母細胞（そうぼ）が、フッ化ピリミジン系やタキサン系の抗がん剤の影響を受けることによって起こる症状です。

膵がんの治療では、「フッ化ピリミジン系抗がん剤」としてはフルオロウラシルやエスワンが使われ、多くの場合、爪の変色がみられます。一方の「タキサン系抗がん剤」ではナブパクリタキセルが使われ、爪に筋が入る症状がよくみられます。

化学療法の継続中は、普段から爪に負担をかけないように気をつけましょう。爪が浮いていると服や物に引っ掛かって割れやすくなるため、こまめに切り揃えてください。

また、乾燥させないことも大切です。手を洗った後は、よく拭いてから保湿用オイルやクリームで爪周りの保湿を心がけましょう。マニキュアで爪を補強することも有効です。

脱毛

「抗がん剤＝脱毛」というイメージを持つ人は多いと思いますが、化学療法の種類によって頻度や程度は異なります。抗がん剤で脱毛リスクが高いのは、イリノテカン、ナブパクリタキセルです。これらを含む化学療法では、ほぼ確実に脱毛が起こります。

脱毛は、治療開始2〜4週間後から始まります。特に影響を受けやすいのは髪の毛ですが、脱毛リスクが高い治療の場合は、眉毛やまつ毛、その他の箇所にも影響が出ることがあります。

現時点では、脱毛を確実に予防できる方法はありません。そのため、医師や薬剤師、看護師からの説明を事前によく聞いて理解し、脱毛リスクが高い治療を受ける

ときは、かつらやウィッグを事前に準備しておくと良いでしょう。

脱毛開始時には、頭皮のピリピリ感、ムズムズ感を感じることがありますが、一過性の症状で少しずつ落ち着いていくので心配はいりません。

抜けた毛は、多くの場合抗がん剤の治療が終わった3〜6カ月後には再び生えてきます。

🔔 手足のしびれ（末梢神経障害）

抗がん剤の影響で、手足の指先にしびれやピリピリした感覚や違和感が出ることがあります。これは「末梢神経障害」という副作用で、治療を続けていくうちに手のひらや足裏全体にまで範囲が広がっていきます。悪化すると、運動障害（歩行障害など）に進展して、長期間にわたって生活に支障をきたすことがあります。

そうなる前に、症状の程度や範囲を見極め、原因となる抗がん剤の量を調節したり、症状を緩和する薬を追加する必要があります。

この副作用の原因となる薬は、プラチナ（白金）系抗がん剤やタキサン系抗がん剤です。膵がんの治療では、「FOLFIRINOX療法」で使うオキサリプラチン、「ゲムシタビン＋ナブパクリタキセル併用療法」で使用するナブパクリタキセルがこれに該当します。軽い症状も含めると、FOLFIRINOX療法では約7割、ゲムシタビン＋ナブパクリタキセル併用療法では約5割の人に末梢神経障害が起こることが報告されています。

末梢神経障害が起こるメカニズムは十分に解明されていません。しかし、これまでの研究で症状を緩和する薬の検討がされており、それらの研究結果をもとに、患者さんの症状をみながら薬を選択していきます。

ここで使われる代表的な薬として、プレガバリン、デュロキセチン、ミロガバリンの3種類があります。いずれの薬も限られた研究の中で検証されたものなので、効く人と効かない人がいるようです。ただ、現時点でいえることは、3剤とも「末梢神経障害に伴うピリピリ感や痛み」に対しては効果が期待できる半面、しびれ自体には効果があまり期待できないということです。

一方、これらの薬は、体の中での分解のされ方や副作用などがそれぞれ異なります。これらを考慮して、より適切な薬が選択されます。

また、効果や副作用には個人差があるため、症状を確認しながら投与量を調節したり、継続の必要性を検討していく必要があります。そのため、服用開始後の症状の変化や、副作用については、医師や薬剤師、看護師に伝えてください。

なお、オキサリプラチンによる末梢神経障害は、冷たい刺激によって誘発されます。「FOLFIRINOX療法」を受ける人は、点滴後1週間程度は冷たい物に手足を直接触れないようにしましょう。また、食べ物や飲み物も、「常温」か「温かい物」を摂るようにしてください。

骨髄抑制（白血球減少、血小板減少、貧血）（232ページ用語集参照）

抗がん剤によって骨髄（血液細胞をつくる組織）がダメージを受けると、白血球、血小板、赤血球、ヘモグロビンなどの数が一時的に少なくなります。白血球の数が減るとウイルスや細菌に対する免疫力が低下し、血小板の数が減ると出血しやすくなったり、血が止まりにくくなります。

また、赤血球中のヘモグロビンの量が減ることで、貧血症状（めまいなど）になることがあります。骨髄抑制は化学療法全般で起こり得る副作用ですが、その中でも「白血球減少」に注意が必要です。

膵がんの化学療法では特にFOLFIRINOX療法で起こりやすく、白血球減少が起こる頻度は、日本人のデータで約9割と報告されています。そのうち、感染症に特に注意が必要な状態（白血球数2,000/mm^{3}未満）にまで低下する人は、約4割と報告されています。

白血球は、抗がん剤投与後徐々に減少し、時間の経過とともに自然に回復していきます。FOLFIRINOX療法では、投与後7〜10日目前後が最も少なくなるので、この時期は特に感染への注意が必要です。こまめな手洗い、うがいを基本に、外出時のマスク着用、人混みを避けるなど、感染対策を継続するようにしてください。

発熱したときの対応については、あらかじめ医師からの説明をよく聞き、その指示に従ってください。もし感染症にかかってしまったときは、抗菌薬を基本とした治療が行われます。

なお、次のケースでは「G-CSF製剤（顆粒球コロニー形成刺激因子製剤）」を用いることがあります。

・白血球や好中球（白血球の中の顆粒球の一種で、白血球全体の約45〜75%を占め、細菌などから体を守る働きをもつ）が著しく減少したとき

・発熱したとき

・回復までに時間を要したとき

G-CSF製剤は、がん化学療法に伴う好中球減少症の治療または発症予防を目的とした薬で、フィルグラスチムやペグフィルグラスチムなどがあります。

また、安全に治療を続けるために抗がん剤の量を減らすことがあります。

骨髄抑制は自身では気づきにくい副作用です。症状が強く出ているときは、骨髄抑制がかなり進んでいる可能性があり、早急な対応が必要となります。熱が下がらない、血がなかなか止まらない、めまいなどの貧血症状が続くときは、無理せずに病院へ連絡してください。

間質性肺炎

膵がんの化学療法を続けているときに、稀（まれ）に起こる副作用に「間質性肺炎（かんしつ）」があります。起こる頻度は1%程度ですが、治療が遅れると命に関わります。

ゲムシタビンを使った治療では特に注意が必要です。息切れがする、呼吸がしにくい、空咳（からせき）、発熱などの症状が出た場合は、速やかに病院へ連絡してください。

MEMO

第7章

治療の終了について

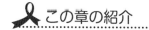この章の紹介

さまざまな治療が終了する前後を
どう考えるかについて紹介します。

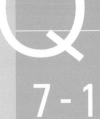

Q 7-1 「もう治療法がない」と言われました。心が揺れ動くときにどうすればよいでしょうか？

🎗 「もう治療法がない」ということ

現在、日本で行われているがんに対する標準治療は、専門家が集まり、科学的な研究の結果に基づいて、対象の病気の種類や状態、治療方法や薬の用量などについて話し合い、合意した最善の治療です。そのため、薬剤に対する体の状態や検査値、その他さまざまな点をよく考えて、標準治療の基準に当てはまらなくなると、それまで行っていた治療をやめることがあります。

がんに対する標準治療が終わった後は、その目的や方法が異なる治療やケアが行われます。

標準治療後、どのような治療やケアをどこで受けるのか、患者さん自身の希望や生活環境に照らし合わせて自ら考え、ご家族や主治医、看護師など、日ごろからみてもらっている医療者と事前に話し合っておくと、そのときの治療やケアの選択に伴う気持ちのつらさは、少しかもしれませんが軽減される可能性があります。

🎗 心が揺れ動くときの対応方法

たとえ、あらかじめ先々のことを考えていたとしても、担当の医師から「もう治療法がない」と言われたら「どうなるの？」「どうしよう？」と心は揺れ動きます。何をどう考えればよいのかわからなくて、インターネットなどで調べて、病気の状態や症状に当てはめて、余計に不安になることがあるかもしれません。

そんなときには身近な方に相談することで不安な気持ちが和らぐことがあります。相談できないくらい心が揺れ動いたときには、何も話さなくても誰かがそばにいるだけで気持ちが和らぐことがあります。

一人のときには大きく深呼吸をします。深呼吸のコツは息をゆっくり、しっかりと吐くことです。肺が空になるまで息を吐くと、たくさんの空気を吸うことができます。これを何回か繰り返すと気持ちが落ち着きます。

安定剤など処方薬をお持ちの人は、用法・用量の範囲内で服用してもよいでしょう。

♦ がんに対する治療法の変更などの岐路で 心が揺れ動くときに相談する場所

治療法の変更などの岐路で心配や不安が生じたときに相談する場所は身近にあります。全国の「がん診療連携拠点病院」「小児がん拠点病院」「地域がん診療病院」には、がんの相談窓口として「がん相談支援センター」があるので、ぜひお立ち寄りください。その病院に通院していない患者さんでも、あるいはそのご家族でも、無料で利用することができます。治療を判断するところではありませんが、生活や治療、ケアに伴う心配や不安を相談することができます。国立がん研究センターがん情報サービスで、お住まいの近くのセンターを探すことができます。

また、がん専門看護師や認定看護師が専門分野に応じた相談対応・ケアを行うがん看護相談やがん看護外来を利用できる病院もあります。

治療法の変更などの岐路で気持ちが落ち込み、それまで日課にしていたことができない（たとえば新聞の内容が頭に入ってこなかったり、散歩が億劫になるなど）ときには、気持ちのつらさが生じているので、メンタルヘルスの専門家（心のケアの専門家）に相談することをお勧めします。

がんやがんの治療の影響から生じる気持ちのつらさを専門的に扱う「サイコオンコロジー（精神腫瘍）」という診療科があり、その専門家として「精神腫瘍医（精神科医や心療内科医など）」や「心理士（公認心理師や臨床心理士など）」がいます。多くの場合、通院している病院に精神腫瘍医や心理士がいるので、担当の医師や看護師に聞いてみてください。

なお、日本サイコオンコロジー学会は、がん患者とその家族の診療に誠意をもってあたる精神腫瘍医や心理士を養成し、良質の医療・ケアを提供することを目的とした研修会を行っています。学会に登録されている精神腫瘍医、研修会を修了した心理士はホームページで公開されているので参考にしてください。

病気について心が揺れ動いたり、悩みや心配を抱えることは誰にでもあることです。気楽に相談してみてください。

「がん相談支援センター」を探す

「がん診療連携拠点病院などを探す　病院一覧（全国）」

国立がん研究センター　がん情報サービス

https://hospdb.ganjoho.jp/kyoten/kyotenlist

「気持ちのつらさの専門家」を探す

「日本サイコオンコロジー学会認定登録精神腫瘍医制度」

一般社団法人日本サイコオンコロジー学会

https://jpos-society.org/psycho-oncologist/

「精神腫瘍医・心理士」を探す

「心理職の教育・研修」

一般社団法人日本サイコオンコロジー学会

https://jpos-society.org/seminar/psychology/

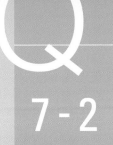

Q 7-2 ホスピスや緩和ケア病棟はどのように探していけばよいでしょうか。

「緩和ケア病棟」と「ホスピス」は同義語ですが、ここでは混乱しないために「緩和ケア病棟」に統一してお伝えします。

膵がんの病状によっては、がんに対する治療（手術、薬物療法、放射線療法など）の継続が困難となることがあります。その場合も継続して、がんに伴う体や心のつらさに対する緩和ケアを受けることができます。

通常、適切な緩和ケアによって日常生活を続けることができますが、病状が進行してくると時には日常生活への影響が大きくなります。そんなときに、より専門的な緩和ケアを提供するのが緩和ケア病棟、もしくは、在宅緩和ケアです。

どこでどのように専門的な緩和ケアを受けるかを決めるためには、日常生活に影響が出てきたときに、どのように過ごしたいのかという希望を、患者さんとご家族が事前に共有しておくことが大切です。

なお、緩和ケアは診断時からがんに伴う体や心のつらさに対して提供されるものです。緩和ケアにおける緩和ケア病棟の位置づけについては、**(83ページ参照→Q3-10)** を併せてご参照ください。

今後や人生の最終段階について話すこと

病状が進行して体や心のつらさで日常生活に影響が出始めてから「どのように過ごしたいのか」を考え始めたのでは、利用する専門的緩和ケアの調整が遅くなり、つらさが大きくなる危険性があります。

それを防ぐには、より早い段階から「どう過ごしたいのか」を考えることが大切です。自宅で過ごしたいのか、それとも病院の緩和ケア病棟に入院したいのか、ご家族や周囲の方々と話し合いながら考えることから始めるとよいでしょう。

最近は「アドバンス・ケア・プランニング（ACP、人生会議）」といって、病状に関わらず元気なうちから、もしもに備えて今後や人生の最終段階について話し合っておくことの重要性が指摘されています。**(80ページ参照→Q3-9)** をご参照ください。

緩和ケア病棟、在宅緩和ケアを探し始めるタイミングについて

　この時期でなければいけない、という取り決めはありませんが、一般的には実際に必要となってから探すのでは遅いといわれています。多くの緩和ケア病棟は予約待ちの状態であるのに加え、在宅緩和ケアに対応しているクリニックや病院の数は地域によって差があり、利用可能な訪問診療や訪問看護などのサービスの調整に時間がかかることもあります。

　また、日常生活に影響が出始めてからだと、緩和ケア病棟や在宅緩和ケアを探し、足を運んで見たり話を聞いたりして決めるというプロセスが、ご本人やご家族にとっても負担が大きくなります。したがって、そのような状態になる前に準備や調整を始めることが大切です。

　しかし、膵がんの経過は治療の効果を含めて個人差があるため、そのような時期を正確に予測することはできません。そのため、早めに余裕をもって探しておくとよいでしょう。

　がんを治すことを目標にした治療の段階から探し始める方もいます。具体的なタイミングについては、がんの治療を受けている病院の医師や看護師とよく相談してください。

緩和ケア病棟について

　緩和ケア病棟は、がんを治すことを目標にした治療が困難な方、あるいはそうした治療を希望しない患者さんが対象となる病棟で、専門的な緩和ケアを受けることができます。一般病棟と異なり、病室はできる限り日常生活に近い暮らしができるように作られ、共用のキッチンや面会の方とくつろげるデイルームが設けられています。入院での緩和ケアにより体や心のつらさが和らいだら、退院して自宅に帰ることもできます。

緩和ケア病棟の探し方について

　緩和ケア病棟の利用を希望するときは、早めに担当医や看護師、相談部門（がん相談支援センター、医療相談室、医療連携室など）に相談しましょう。状況に応じて適切な施設を探すサポートが受けられます。

　実際の利用開始までに、一般的には担当医に紹介状や画像データを作成してもら

い、緩和ケア外来の予約を取り、受診します。その後緩和ケア病棟の入院手続きを行うことになります。入院手続きをしたらすぐに入院しなければならないわけではありません。緩和ケア外来に定期的に受診して、つらい症状を和らげる診療を受けつつ、入院が必要と判断された時点で入院することも可能です。

　なお、緩和ケア病棟がある医療機関の情報は、国立がん研究センターがん情報サービスや日本ホスピス緩和ケア協会で確認できます。

「緩和ケア病棟のある病院」を探す

「がん診療連携拠点病院などを探す」
国立がん研究センター　がん情報サービス
https://hospdb.ganjoho.jp/kyoten/kyotensearch

「緩和ケア病棟入院料届出受理施設一覧」
特定非営利活動法人 日本ホスピス緩和ケア協会
https://www.hpcj.org/what/pcu_list.pdf

在宅緩和ケアについて

　住み慣れた自宅で過ごしながら緩和ケア病棟と同じような緩和ケアを受ける方も増えてきました。自宅療養を希望するときは、自宅に訪問してくれる訪問診療、訪問看護、訪問介護、訪問入浴の利用や、福祉用具を活用することで、病院と同じような緩和ケアを受けることが可能です。これら在宅サービスの準備は、担当医や看護師、相談部門の担当者が、ご本人・ご家族の希望をもとに各関係機関と連絡を取り合って調整します。遠慮なく相談してください。

第 8 章

生活上のアドバイス

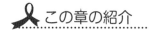この章の紹介

生活や治療に関連する情報です。

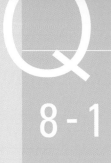

Q 8-1 運動療法やリハビリテーションを行うことがあると聞きました。どのような場合に行うのでしょうか？

　膵がんの患者さんには、運動療法を行うことが提案（弱く推奨）されています。また、膵がん手術前の患者さんにも、運動療法やリハビリテーションを行うことが提案（弱く推奨）されています。

　膵がん患者さんは、体の痛みや倦怠感^{けんたいかん}（だるさ）などの症状から日常の活動量が減るため、体力や筋力などが低下し、ますます倦怠感が悪化して動きにくくなっていきます。この悪循環によって、生活の質（QOL）も低下してしまうことがあるのです。

　これに対して「運動」を日常に取り入れることで、体力や全身の筋力が改善し、QOLが向上した、という報告があります。

　積極的に日々の活動量を増やし、生活習慣として運動をしましょう。

がん治療中・治療後の運動

　実際にどのような運動を行えばよいのでしょうか。

　がん治療中や治療後の人に対して、「米国スポーツ医学会」が推奨する運動が、日本でも推奨されています。その柱となるのは次の2つ（図）。

　①週150分以上の中等度の有酸素運動（ウォーキング、自転車エルゴメータなど）

　②週2～3日の大筋群（胸・背中・太ももなどの大きな筋肉、各筋8～12回）を中心とした筋力トレーニングとストレッチ

　筋力トレーニングは、スクワットや腕立て伏せなど、自分の体重で負荷をかけて行う自重トレーニングのほか、専用のおもり（ダンベルなど）やゴムバンドを用いる方法や、トレーニングマシーンで行う方法があります。運動の強度に関しては、簡便な方法として「ややきつい」と感じる自覚的な強さ（自覚的運動強度）が目安になります。

　運動は、医療機関などで専門のスタッフ（リハビリテーション科の医師、理学療法士・作業療法士などの専門職）に指導してもらいながら行うとよいでしょう。体

力、筋力、がんやその治療の状態、がん以外の合併症（心臓や呼吸器など）や運動に関係する運動器の問題（腰痛や膝痛、骨粗鬆症など）などを考慮して、適切な運動方法・強さ・量を指導してもらえます。どうすれば専門スタッフに指導してもらえるのかがわからないときは、病院の窓口（がん相談支援センターなど）で尋ねてください。

　状態が安定し、適切な運動が習得できたら、自宅やジムなどの施設で、自分の生活リズムに合った方法で継続しましょう。

　手術を受けたときも、術後の早い時期からベッドを離れて、可能な範囲での運動を始めるように指導されることが少なくありません。ただ、術後の経過や傷の状態によっては、運動を避けなければいけないこともあるので、「運動をしてよいのか」、「どんな運動をすればよいのか」については、主治医やリハビリテーション科の医師、理学療法士・作業療法士によく相談してください。

①有酸素運動
　（ウォーキング・自転車エルゴメーター）

②a. 筋力トレーニング

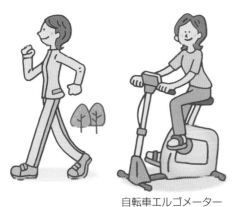

自転車エルゴメーター
（自転車こぎ運動をする器具）

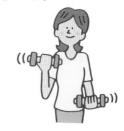

ダンベル運動

②b. ストレッチ

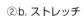

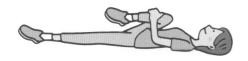

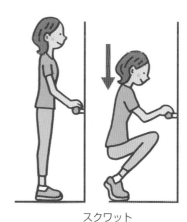

スクワット

図　がん治療中・治療後に推奨される運動

〔国立がん研究センター：がん情報サービス
https://ganjoho.jp/public/dia_tre/treatment/rehabilitation/index.html より引用〕

手術前の運動

　近年、膵がんの手術に際して、手術の前から運動療法やリハビリテーションを実施すること（術前リハビリテーション）で術後の合併症が減り、スムーズな回復につながることがわかってきました。手術が決まったら積極的に運動をして体力を蓄えて、手術に備えましょう。

　運動の方法や強さについてはすでに触れたとおりですが、それに加えて術後の呼吸器合併症（肺炎など）を予防するための呼吸リハビリテーション〔呼吸法練習、咳嗽練習（咳をする練習）、呼吸筋ストレッチなど〕が行われることもあるので、医療機関などで専門のスタッフの指導を受けるとよいでしょう。

　術前の化学療法中も体力を維持するための運動は重要ですが、治療の過程や副作用に応じて運動の内容や量を調整する必要が出てきます。医療機関などで専門のスタッフと一緒に行うか、主治医やリハビリテーション科の医師、理学療法士・作業療法士と相談しながら行いましょう。

「がんとリハビリテーション医療」
国立がん研究センター　がん情報サービス
https://ganjoho.jp/public/dia_tre/treatment/rehabilitation/index.html

Q 8-2 補完代替療法（サプリメント、漢方など）について教えてください。

「補完代替療法」とは、通常のがん診療で行われる治療に加えて、がんによる身体的、精神的ストレスの軽減、がん治療による副作用や症状の予防と軽減、そしてときには疾患の管理や治癒を目的として用いられているさまざまな医学・ヘルスケアシステム、施術などを用いた治療のことです。これら補完代替療法を組み合わせて行う医療のことを「統合医療」とよびます。

統合医療や補完代替療法といわれるものとしては、天然物（ハーブ、ビタミン・ミネラル、プロバイオティクスなど）、心身療法（ヨガ、カイロプラクティック、整骨療法、瞑想、マッサージ療法、鍼灸、リラクゼーション、太極拳、気功、ヒーリングタッチ、催眠療法、運動療法など）、その他の補完療法（アーユルヴェーダ医学、伝統的中国医学、ホメオパシー、自然療法など）などさまざまなものがあります。

これらの中には、副作用が予防・軽減されることがわかっているサプリメントや、抗がん剤の副作用対策として有効な漢方薬が含まれ、保険診療内で併用できるものもあります。また、ヨガについては患者の身体的、心理的症状と生活の質を改善することも報告されています。

一方で、漢方薬の中には抗がん剤と併用することで間質性肺炎や肝炎を引き起こしやすくなるものもあることが報告されています。

補完代替療法の中には、「がんが消える」とか「奇跡の△△」など、刺激的な言葉で効果を強調しているものも多くみられます。しかし補完代替療法には、がんの進行を遅らせたり、予後を延長する治療として有効性が確立しているものはありません。またそうした補完代替療法の中には非常に高額なものや、詐欺的な商法によって売買されるものも少なくないので、十分な注意が必要です。

厚生労働省の『「統合医療」のあり方に関する検討会』においては、「統合医療」を、「近代西洋医学を前提として、これに相補（補完）・代替療法や伝統医学などを組み

合わせてさらにQOL（Quality of Life：生活の質）を向上させる医療であり、医師主導で行うものであって、場合により多職種が協働して行うもの」と位置づけています。

　つまり補完代替療法を受ける際には、主治医とよく相談することが大切なのです。

　統合医療や補完代替療法についての情報はインターネットなどでも入手できます。ただ、インターネットの情報には、信頼できるものから怪しいものまで、さまざまな情報が混在しています。下記に示すような「本当に信頼できる情報」をもとに、効果や限界について検証し、判断することをお勧めします。

「統合医療」について探す

がんと民間療法（健康食品・サプリメント・食事療法を中心に）
国立がん研究センター　がん情報サービス
https://ganjoho.jp/public/dia_tre/cam/health_food_products.html

厚生労働省「統合医療」情報発信サイト [eJIM]
厚生労働省『「統合医療」に係る情報発信等推進事業』
https://www.ejim.ncgg.go.jp/public/index.html

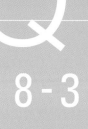

Q 8-3 新型コロナウイルスが流行しているので、病院に行くのが不安です。治療などどう対処すればよいのでしょうか？

　新型コロナウイルスの緊急事態宣言が発令された2020年4月以降、がん検診（けんしん）の一時中止をはじめ、患者さんの通院控えが続きました。

　たしかに、多くの人が集まる医療機関に出かけるのは不安かもしれません。しかし、手術を予定している人や定期的に抗がん剤治療を受けている人が治療を延期すると、病状に影響を及ぼす危険性もあります。自己判断で受診を中断せず、まずは担当医に電話で相談してください。がんの治療や受診について不安なこと、今後の治療方針や選択肢、予定について、率直に質問してください。自身がどうしたいのか、どんなことが不安なのかを伝えたうえで、受診間隔や処方日数など、その時点での個別状況を考慮したうえで医師と話し合うことが大切です。

外来や入院での診療について

　多くの医療機関では、感染対策チームなど専門家の助言の下、できる限りの感染対策を講じてがん診療を行っています。なので通院する患者さんも、マスク着用、こまめな手指衛生、換気、周囲の人と間隔を空ける、家族以外との会食を控えるなどの取り組みは継続しましょう。

　また、感染が疑われるような体調の変化がみられたときや、濃厚接触者となったときは、受診前に必ず担当医へ連絡してください。

　入院中の感染対策や注意点は、医療機関の所在地の感染状況などによって変わるので、入院前の説明をよく聞いて遵守してください。

オンラインによる診療、セカンドオピニオンについて

　新型コロナウイルスの流行状況によっては、一部の内服抗がん剤について「オンライン診療」が特例として認められています。電話などで診療をして、医療機関から薬局へ処方箋をFAX送信します。それを受けた薬局が電話などで患者さんに薬

剤指導をしたうえで、薬を自宅に配送する方法です。

　ただしこれは、すべての医療機関が実施しているわけではなく、患者さんの状態やその医療施設をかかりつけにしているのかどうかなど、いくつかの条件を満たす必要があります。オンライン診療を希望するときは、今かかっている医療機関に確認しましょう。

　また、膵がんと診断されたことを受けて、セカンドオピニオンを検討することもあるでしょう。担当医とは別の医師の意見を聞くことは、理解を深め、納得のうえで治療に向き合うためにも有意義なことです。

　そんなセカンドオピニオンも、オンラインで行う医療機関が増えています。費用や手続きは医療機関により異なりますが、一般的には約30〜60分あたり2〜4万円程度で、事前に診断内容が記された紹介状や画像を提出する必要があります。

　詳細は各医療機関のホームページなどを確認してみてください。

面会制限について

　感染防止のため、多くの医療機関が入院患者さんへの面会に制限を設けています。所在地の感染状況によって制限の内容が異なるので、最新の状況を各医療機関のホームページや問い合わせ窓口で確認してください。原則として「面会禁止」としている医療機関でも、入退院の送迎や、状態が不安定なときなどの面会や病状説明などは、医師の判断で柔軟な対応がとられることもあります。また直接患者さんと会うことが難しくても、医療機関によっては、電話やスマートフォン、タブレットを使って、オンラインで会話ができるところもあります。

　もちろん、感染状況によっては医療スタッフの数が十分でないなどの理由で対応が難しくなることもあるので、事前に医療機関に問い合わせてください。

病院で開催されている「患者サロン」などの集まりについて

　安全性を考えて、これまで対面で行われていた「患者サロン」や「患者教室」などを休止、延期としている医療施設も少なくありません。

　しかし、地域や病院によっては対面で再開、もしくはオンラインで開催しているところもあるので確認してください。

新型コロナウイルス感染拡大中の地域にある医療機関で治療を受けているなど、通院に配慮が必要な場合について

　　新型コロナウイルス感染拡大の影響で、治療を受けている医療機関への通院が難しくなったときは、自宅近くで安全に通院できる医療機関で治療を受けられる可能性があります。このサービスが受けられるかどうかの判断は、病状や治療方針によって異なるため、担当医に相談してください。

　　今後も新型コロナウイルスの感染拡大状況によって医療機関の対応状況が変化する可能性があります。

　　今かかっている医療機関の対応状況を知ってから担当医に連絡したいときは、がん相談支援センターに相談することもできるので活用してください。

● 新型コロナウイルス感染症とがん診療に関する情報サイト

一般社団法人 日本癌学会　Q&A
　がん関連3学会（日本癌学会、日本癌治療学会、日本臨床腫瘍学会）合同連携委員会が作成しています。

「新型コロナウイルス感染症とがん診療について（患者さん向け）Q&A」
　https://www.jca.gr.jp/public/c_q_and_a.html

「新型コロナウイルス感染症（COVID-19）とがん診療についてQ&A
―患者さんと医療従事者向け　ワクチン編　第2版―」
　https://www.jca.gr.jp/public/c_w_q_and_a.html

「新型コロナウイルス感染症Q＆A」
　国立がん研究センター　がん情報サービス
　https://ganjoho.jp/public/support/infection/covid19_QA.html

8-4 家族はどのように支えていけば よいのでしょうか？

 「生活改善」は必要ありません。いままで通りの生活を

　膵がんに限らず、高齢化が進んでいる日本ではがんは決して珍しい病気ではありません。大切な家族が突然「膵がん」と診断され、「なぜ？」「どうして？」と戸惑う人も多いと思います。

　でも、がんになったのは患者さんの生活が悪かったからでも、家族の注意が足りなかったからでもありません。多くのがんは発生の原因がはっきりとは解明されていないのです。

　何かに原因を求めたくなる気持ちはわかりますが、必要以上にそれまでの生活に原因を求めようとすると、「生活改善」と称した「生活制限」になりかねません。患者さんや家族の多くは間違った生活を送ってきたわけではないはずです。このような「生活制限」は、患者さんや家族のこれまでの生活（人生）を否定することにもつながります。

　どうか、いままで通りの生活を心がけてください。

🎗 がん治療の目的は？

　がん治療の目的は、ステージに関係なく、患者さんの価値観に沿った生活を送れるようにサポートすることです。そのためには、ステージによっては手術が必要だったり、抗がん剤治療が最適な選択になることもあるでしょう。体調によっては体に負担をかけない緩和治療が「患者さんの望む生活」に近づける役割を果たすこともあります。

　治療が始まると、どうしても腫瘍マーカーなどの採血データやCT^{シーティー}などの画像評価が気になるものです。もちろん情報は重要ですが、それ以上に大事なのは、患者さんの望む生活がきちんと送れているかどうかなのです。

　たとえ抗がん剤がよく効いていたとしても、ご本人の望む生活が送れていないの

であれば、治療内容を見直す必要があります。

　患者さんの中には「自分が我慢すれば……」と考えて、弱音を吐かない人もいます。そんなときは、誰よりも近くで見ている家族が日頃の様子をそっと主治医に伝えることも大切なのです。

患者さんをどう支えたらよいのか？

　今後起こり得る体調の変化、生活や仕事の悩み、家族の将来など、家族は多くの戸惑いと不安を持つものです。しかし、一番つらいのは患者さん自身であることを、まずは理解してあげてください。

　たとえば、週1回の点滴抗がん剤治療を受けるなら、採血と抗がん剤点滴のために週に2回は注射針を刺されます。抗がん剤の副作用のつらさなどが強調されがちですが、週2回も針を刺される生活は、決して楽なものではありません。

　家族としては、少しでもよい結果が得られるように、あらゆる努力を惜しまないはずです。なのに患者さん自身が家族の思い描く「健康に留意した生活」を送ってくれなかったりすると、気持ちがモヤモヤすることもあるはずです。

　そんなときには、抗がん剤治療のために定期的に通院して、毎回針を刺されて投薬を受けることのつらさに思いを寄せてください。十分に頑張っているのに、身近な存在の家族から「もっと頑張れ」と励まされることで、逆にストレスになることもあるのです。

　また、少しでも良くなってほしいと考えて、生活（特に食生活）を制限しようと考える人もいます。しかし、食事や生活を大幅に制限したからといって、がん治療の成績が向上するというデータはありません。

　がん治療は我慢して行うものではありません。むしろ人生の楽しみを維持するために受けるものです。我慢を強いることよりも、患者さんが快適な生活を送れるようにサポートするための取り組み（治療によって食欲が出ないときに医療スタッフに栄養指導を受けるなど）に意識を向けてください。

患者さんの本人の気持ちや希望を共有してあげてください

　家族とはいえ、患者さんの気持ちをすべて理解することはできません。その時々の体調によっては強い口調になったり、逆に気弱になったりと、気持ちや希望が変化することはあるものです。

一方で患者さんの多くは極端に気を遣われたり、やさしい言葉をかけられることを望んでいるわけでもありません。無理のある接し方をするのではなく、患者さんのつらい気持ちに寄り添い、共感しながら話を聞く時間を大切にしてください。

治療への希望だけでなく、毎日の生活の中でのちょっとした要望を共有することも、実は大事なことなのです。

家族自身の生活を大切に

家族には、患者さん自身と同等かそれ以上に精神的負担がかかることから「第二の患者」ともいわれます。患者さんをサポートするためにも、家族が意識的に自分自身を労って、必要に応じて支援を求めることはとても重要なことなのです。

患者さんが治療を頑張っているのに自分だけが休んだり楽しむことに罪悪感を覚えることがあるかもしれません。でも、患者さんは自分のサポートのために家族が疲弊してしまうことは本望ではないはずです。家族が元気でいることが、結果として患者さんの支えになるのです。

そして重要なことは、つらい気持ちを一人で抱え込まないことです。友人や知人に話を聞いてもらったり、それができないときは、医療者に相談することもできます。現代の病院では、「チーム」で患者さんと家族をサポートする体制を敷いています。主治医に話しづらいときには、看護師など他の医療者に声をかけても構いません。

また「がん相談支援センター」も有効に活用してください。家族の心のつらさへの対処だけでなく、治療によって起きている副作用への対処のような医学的な相談、治療費などに関わる各種制度の説明など、幅広い相談に乗ってもらえます。

正しい情報を

インターネットなどにはがんの情報が溢れています。有益な情報がある一方で、患者さんや家族の不安を煽る悪質な情報や、不安につけ込む詐欺のような情報もあります。出どころのわからない不審な情報に飛びつくのではなく、「がん情報サービス（国立がん研究センター）」などが発信する信頼できる情報に基づいて、冷静に判断することが重要です。

そして、その情報が正しいかどうか迷ったときは自己判断せずに、医療スタッフに相談してください。

用語集

用　語	解　説
アルゴリズム	一般的に「アルゴリズム」とは、何らかの課題や問題を解決するために用いられる「手順」や「方式」を指す言葉です。本書でいうアルゴリズムとは、一人ひとりの患者さんの病状や状況に対して推奨される医学的な対応を、フローチャートを使って示した「手順図」のことを指し、ガイドラインにおけるアルゴリズムに準じています。アルゴリズムをご覧いただくと、診療のあらましや流れを理解しやすくなります。
維持療法	以前行った“ある治療”で得られた効果を継続させるために、“別の治療”を行うことを「維持療法」と呼びます。基本的に“前に受けた治療”より副作用の軽い治療が選ばれ、効果を持続させることを目指します。生殖細胞系列 *BRCA* 遺伝子に変異がある膵がんに対して勧められる、「オラパリブ」を使用した維持療法があります。
がん悪液質	がん患者さんでは、体内の化学反応の障害に伴い、食欲がなくなったり、筋肉量が減少して体を動かすことが困難になったりすることがあります。この状態を「がん悪液質」と呼び、膵がんでは患者さんの半数以上に起きるとされています。がん悪液質は、治療の効果を下げたり、副作用を強めたりすることに関係しているとみられている一方、はっきりとした原因はわかっていません。ただ、すでに触れた筋肉量の減少や食欲不振のほか、体重減少や体内で高い数値の炎症反応がみられるときには、「がん悪液質」という診断のもとで、それに対しての治療が行われることがあります。
がんゲノム医療 中核拠点病院	がんゲノム医療を受けるには、厚生労働省の指定を受けた病院を受診する必要があります。そして、この「指定を受けた病院」には3つのタイプの病院があります。全国に12カ所ある「がんゲノム医療中核拠点病院」、同じく33カ所ある「がんゲノム医療拠点病院」、そして188カ所ある「がんゲノム連携病院」の3つです。がんゲノム医療中核拠点病院はその名の通り、がんゲノム医療の診療、臨床研究、治験、新薬など研究開発を行うとともに、人材育成も担う、中核的な位置づけの病院です。がんゲノム医療拠点病院は、「単独で治療方針を決めることができる」という意味で、がんゲノム医療中核拠点病院に準ずる位置づけの病院といえます。そしてがんゲノム連携病院は、各地域においてゲノム医療の窓口としての機能を担う病院です。現在、保険診療として「がん遺伝子パネル検査」を受けるには、これら3つの病院のいずれかを受診する必要があります。

用　語	解　説
がん増殖遺伝子・がん抑制遺伝子	がんにかかわる遺伝子には、大きく２つのタイプがあります。１つは「がん遺伝子（がん増殖遺伝子）」、もう１つは「がん抑制遺伝子」で、どちらの遺伝子も「変異」を起こすことでがんが進むことになります。自動車に例えると、がん遺伝子が変異するとがん細胞の増殖のアクセルが「踏まれっぱなし」の状態といえるでしょう。一方、がん抑制遺伝子が変異すると、がん増殖のブレーキが利かなくなってしまいます。がん細胞は、複数のがん遺伝子やがん抑制遺伝子での「変異」が蓄積することで発生すると考えられています。
骨髄抑制	「骨髄」とは骨の中心部にあって、血液細胞（白血球、赤血球、血小板）をつくる組織です。がんが骨髄に広がったり、抗がん剤などの薬剤や放射線療法などの副作用で、この骨髄の機能が落ちることがあり、これを「骨髄抑制」と呼びます。骨髄抑制が起きて白血球が減少すると感染症が、赤血球が減少すると貧血が、血小板が減少すると出血などが起こりやすくなります。骨髄に影響を及ぼす抗がん剤を投与すると、一般的には白血球は１〜２週間で、血小板は２〜３週間で、赤血球は２週間〜１カ月以降に最低値になりますが、白血球と血小板はその後１〜２週間、赤血球は１カ月ほどで、徐々に回復していきます。
コンパニオン診断	ある治療薬を使うとき、もしその効果や副作用を予測できる指標（遺伝情報など）がわかっていれば、患者さんがその治療薬に適しているかどうかを事前に調べることができます（「○○という遺伝情報がある患者さんには、この治療薬は効果が見込める」など）。そのために行う検査をコンパニオン診断といいます。例として、PARP阻害薬（オラパリブ）の治療効果を予測する「*BRCA*遺伝子検査」や、免疫チェックポイント阻害薬（ペムブロリズマブ）の治療効果を予測する「マイクロサテライト不安定性（MSI）検査」があります。コンパニオン診断は、このように患者さんごとに「個別」に治療を選択する「個別化医療」の一つとして知られています。
サーベイランス	「サーベイランス」とは、一般的には「調査」や「監視」という意味で用いられることの多い用語ですが、遺伝医療の分野では、疾患のリスクを持つ未発症の人に計画的な検査を行うことを指していいます。家族性腫瘍の早期診断のための定期健診などがこれに含まれます。
支持療法	抗がん剤などの治療の結果生じるさまざまな副作用（身体症状や精神症状）を予防・改善し、必要な治療を継続するために行われる治療を「支持療法」といいます。吐き気や嘔吐、細菌感染のリスクを高める好中球減少症、手足のしびれなどの末梢神経障害、手のひらや足の裏に痛みや腫れなどが起こる手足皮膚反応といった、患者さんにとってつらく負担となる副作用を予防する・和らげることが可能です。支持療法には薬物療法のほか、抗がん剤治療に伴う体力の低下を予防するためのリハビリテーションも含まれます。

用　語	解　説
集学的治療	膵がんの治療法には、手術、化学療法、放射線療法などがあります。膵がんにおいては、手術が唯一の根治的治療とされてきましたが、それでも手術のみでは十分な治療効果を得られません。このため、膵がんの根治性を高めたり、予後延長のためのより高い治療効果を目指して、これらの治療法のいくつかを組み合わせて治療を行うようになりました。このような治療を集学的治療といいます。
上皮内がん	がん細胞が、臓器の表面を覆う上皮（粘膜層）と呼ばれる場所に留まっている状態を「上皮内がん」とよび、一般的に「早期がん」と呼ばれる状態を指します（右図）。上皮の下には「基底膜」と呼ばれる膜があり、これをこえて奥の組織にがんが浸潤すると、転移の危険性が高まることになります。 上皮　がん 基底膜 がんが基底膜をこえていない
生殖細胞・体細胞	ヒトの細胞には「生殖細胞」と「体細胞」の2種類があります。生殖細胞は精子や卵子になる細胞で、「体質」などの遺伝情報を子孫に伝える働きを持っています。「がん家系」や「遺伝性腫瘍」という話題は、この生殖細胞の遺伝子が変異することが関連すると考えられていて、膵がんに関係する生殖細胞には「*BRCA1/2*」などがあります。一方、生殖細胞以外の細胞を「体細胞」と呼び、がんは特定の体細胞が変異することで起きるとされています。がん遺伝子パネル検査やリキッドバイオプシーなどの「遺伝子検査」は、がんの体細胞変異を調べることで治療法をみつけることを目的としており、その結果として生殖細胞の変異がみつかった場合は、「二次的所見」と呼びます。
治験（医師主導型治験、企業治験）	「治験」とは、国の承認が下りていない医薬品や医療機器が承認を得るために必要な、有効性と安全性を調べる臨床試験のことです。治験には、製薬企業などが医師に依頼して行う「企業治験」のほか、希少がんや珍しい遺伝子変異などのように、企業としては利益を追求しづらい医薬品や医療機器について、医師が自ら実施する「医師主導治験」の2種類があります。

用　語	解　説
適応外薬・保険適用外	日本では、医薬品や医療機器の使用は法律によって、「品質」「効果」「安全性」が認められたもののみが使用できることになっており、厚生労働省や都道府県の許可・承認を得る必要があります。しかし、医師の判断で「日本では未承認ながら、海外では有効性や安全性が認められている薬」を使うことがあります。また、ある疾患に対しては承認されている薬を、承認されていない別の疾患の治療に使うこともあります。この薬を「適応外薬」と呼びます。たとえ適応外薬でも、効果や安全性については確かなデータや科学的な根拠が認められた薬が使われます。原則として適応外薬の使用は自由診療となるため、公的医療保険は適用されません。このことを「保険適用外」といいます。
バイオマーカー	「バイオマーカー」とは、病気の存在を疑わせる、あるいは病気の進行度、治療効果を指し示す"指標"として利用される物質のことです。膵がんを含む消化器系のがんなどに用いられる「CA19-9」などの「腫瘍マーカー」はバイオマーカーの一種であり、患者さんから採取した血液の中にこれらの物質がどの程度の割合で含まれているかを測定することで、がんの診断や病期の把握に役立てます。このほか、CTやMRIなどで得られる画像、さらには遺伝子検査によってわかる「遺伝子変異」などの情報もバイオマーカーの一種です。これらを複合的かつ総合的に検討して、診断と治療効果の向上につなげていきます。
病診連携	住み慣れた地域で効率的に医療を受けられるよう、かかりつけ医（近隣の診療所など）とその地域の中核病院が役割を分担し、患者さんを紹介し合う仕組みのことです。患者さんはまずかかりつけ医を受診し、より高度な検査や治療が必要と判断されれば中核病院へ紹介されます。中核病院で検査後経過観察となった場合や、診療所への通院治療で対応できるまで病状が安定してきた場合は、再びかかりつけ医に引き継がれます。
免疫チェックポイント阻害薬	本来、がんが体内に発生すると、リンパ球という免疫物質が攻撃してがん細胞を無力化します。しかし、がんは自分たちが増殖するために、リンパ球の動きにブレーキをかけて、人間の免疫機構が正常に働かないようにしてしまいます。そこで開発された「免疫チェックポイント阻害薬」は、がんがリンパ球にブレーキをかけられないように働き、結果として人間が持っている本来の免疫の力でがん細胞を攻撃できるようにします。近年免疫チェックポイント阻害薬が効果を発揮するがん種が増えていますが、現状で膵がんに対して明確なエビデンスを持つ免疫チェックポイント阻害薬はありません。

主な薬剤一覧

	一般名	商品名	分類
抗がん剤	ゲムシタビン塩酸塩（ゲムシタビン）	ジェムザール	細胞障害性抗がん剤（ピリミジン系代謝拮抗薬）
	フルオロウラシル	5-FU	細胞障害性抗がん剤（フッ化ピリミジン系代謝拮抗薬）
	イリノテカン塩酸塩水和物リポソーム製剤	オニバイド	細胞障害性抗がん剤（トポイソメラーゼⅠ阻害薬）
	イリノテカン塩酸塩	カンプト、トポテシンなど	細胞障害性抗がん剤（トポイソメラーゼⅠ阻害薬）
	S-1（エスワン）テガフール・ギメラシル・オテラシルカリウム配合剤	ティーエスワン	細胞障害性抗がん剤（フッ化ピリミジン系代謝拮抗薬）
	ナブパクリタキセル	アブラキサン	細胞障害性抗がん剤（タキサン系微小管阻害薬）
	カペシタビン	ゼローダ	細胞障害性抗がん剤（フッ化ピリミジン系代謝拮抗薬）
	オキサリプラチン	エルプラット	細胞障害性抗がん剤〔プラチナ（白金）製剤〕
	ドキソルビシン塩酸塩	ドキシル	細胞障害性抗がん剤（アントラサイクリン系薬剤）
	ペムブロリズマブ	キイトルーダ	免疫チェックポイント阻害薬（抗PD-1抗体）
	エヌトレクチニブ	ロズリートレク	分子標的薬（ROS1/TRK阻害薬）
	ラロトレクチニブ	ヴァイトラックビ	分子標的薬（TRK阻害薬）
	エルロチニブ塩酸塩	タルセバ	分子標的薬（EGFR阻害薬）
	オラパリブ	リムパーザ	分子標的薬（PARP阻害薬）
	レボホリナートカルシウム*	アイソボリン	代謝拮抗薬
鎮痛薬（痛み止め）	アセトアミノフェン	アセトアミノフェン、カロナール、アセリオなど	非オピオイド鎮痛薬
	モルヒネ	モルヒネ塩酸塩、アンペック、オプソなど	オピオイド鎮痛薬
	ヒドロモルフォン	ナルサス、ナルラピド、ナルベイン	オピオイド鎮痛薬
	オキシコドン	オキシコンチン、オキノーム、オキファストなど	オピオイド鎮痛薬
	フェンタニル	アブストラル、デュロテップ、フェンタニルなど	オピオイド鎮痛薬
	タペンタドール	タペンタ	オピオイド鎮痛薬
	メサドン	メサペイン	オピオイド鎮痛薬

＊抗がん剤ではありませんが、抗がん剤とセットで使用することで、抗がん剤の作用を高める薬剤です。本文中では「ホリナートカルシウム」を用語として使用していますが、日本ではレボホリナートカルシウムが保険適用となり、使用されています。

	一般名	商品名	分　類
抗凝固薬	アピキサバン	エリキュース	DOAC（経口直接 Xa 阻害薬）
	リバーロキサバン	イグザレルト	DOAC（経口直接 Xa 阻害薬）
	低分子ヘパリン	—	—
がん悪液質治療薬	アナモレリン塩酸塩	エドルミズ	グレリン様作用薬
膵消化酵素補充薬	高力価パンクレリパーゼ製剤	リパクレオン	消化酵素補充薬
制吐薬（吐き気止め）	パロノセトロン	アロキシ	5-HT$_3$受容体拮抗薬
	グラニセトロン	カイトリル	5-HT$_3$受容体拮抗薬
	アプレピタント	イメンド	ニューロキニン 1（NK1）受容体拮抗薬
止瀉薬・便秘薬（下痢止め・便秘薬）	アトロピン硫酸塩水和物	アトロピン硫酸塩	抗コリン薬
	ブチルスコポラミン	ブスコパン	抗コリン薬
	ロペラミド	ロペミン	止瀉薬
	酸化マグネシウム	マグミット	塩類下剤
	センノシド	プルゼニド	大腸刺激性下剤
抗炎症薬（口内炎治療薬）	アズレンスルホン酸ナトリウム水和物	含嗽用（がんそうよう）ハチアズレ顆粒（かりゅう）	含嗽剤（抗炎症作用）
	デキサメタゾン	デキサメタゾン口腔用軟膏、アフタゾロン口腔用軟膏など	口内炎等治療薬
低亜鉛血症治療薬（味覚障害治療薬）	酢酸亜鉛水和物	ノベルジン	経口亜鉛製剤
抗けいれん薬、疼痛治療薬（末梢神経障害治療薬）	プレガバリン	リリカ	神経障害性疼痛緩和薬（カルシウムチャネル-α2δサブユニット結合薬）
	ミロガバリン	タリージェ	神経障害性疼痛緩和薬（カルシウムチャネル-α2δサブユニット結合薬）
	デュロキセチン	サインバルタ	神経障害性疼痛緩和薬（セロトニン・ノルアドレナリン再取込み阻害薬）
免疫薬（骨髄抑制治療薬）	フィルグラスチム	グラン	G-CSF 製剤
	ペグフィルグラスチム	ジーラスタ	持続型 G-CSF 製剤

（本書に掲載されている薬剤を抜粋して作成）

おわりに

　膵がんは日本国内でも患者数、死亡者数ともに増加傾向で、従来にも増して膵がんへの正しい理解が患者さんやご家族、一般社会に求められる状況となっています。膵がんに関する重要な診断・治療指針となっている『膵癌診療ガイドライン』は日本膵臓学会（JPS）から2006年に初めて発刊され、以来今回の2022年版を含めて5回の改訂がなされています。

　このガイドラインは主に医療者に向けた内容となっており、患者さんやご家族の理解に配慮した"患者・市民向けの解説書"は2015年に初めて発刊され、以来2回改訂されています。前回版である『膵がん診療ガイドライン2019の解説』では、患者・市民サイドの意見の反映が重要との気運が高まり、執筆された原稿案を患者・市民サイドで校正し、より患者さんやご家族の理解に配慮した内容に進化しました。

　今回改訂された医療者向けの『膵癌診療ガイドライン2022年版』は、作成当初から患者・市民参画が強く意識されており、2019年に日本医療機能評価機構内のEBM普及推進事業（Minds）とJPSで覚書が取り交わされ、医療者委員と患者・市民委員が協働する改訂委員会が設立されました。患者・市民委員は、市民公開講座のアンケート調査や文献検索などから膵がんに関する患者サイドの問題点を集約し、重要な内容を独自に"コラム"として発信しています。また、医療者委員が作成した推奨やステートメントも、一部は患者・市民委員の意見に十分配慮した内容に変更されました。

　今回の『患者・市民のための膵がん診療ガイド』は、患者・市民委員が草案の段階から主体となり、医療者委員のアドバイスのもと、"医療者向けガイドラインの解説"ではなく、患者さんやご家族が膵がんにかかわった時、常に寄り添い強力にサポートできる内容でありたいとの願いで作成されました。アンケート調査や文献検索等で収集した患者サイドで重要と思われる項目を吟味し、診断や治療に関するさまざまな疑問に回答する形式としました。各回答の内容は、その領域のエキスパートである医療者委員に原案をご執筆いただき、全体の内容を患者・市民委員でわかりやすい内容にリライトする

方式を採用したため、一般の読者にも理解しやすい内容になっています。理解を助ける
イラスト、図表、QRコード、URLなども参考にしていただければ幸いです。

　今回の診療ガイドは、従来の常識を打ち破る画期的な内容となりましたが、企画当
初から医療者と患者・市民委員の認識の違い、また患者・市民委員間の意見の隔たりは
小さくありませんでした。前例のない取り組みは試行錯誤の連続でしたが、"真に患者
さんやご家族のために"との各委員の思いで完成にこぎつけたと感じています。膵がん
に関する情報は巷にあふれていますが、本診療ガイドが適切な膵がん医療情報として位
置づけられることを願っています。

　最後になりましたが、原案をご執筆いただいた医療者委員の先生方、患者・市民委
員として献身的なご努力をいただいた4名の委員の皆様、またアドバイザーとして粘り
強くご助言をいただいた6名の医療者委員およびMindsの皆様、用語確認や原稿チェッ
クにご尽力いただいたPanCAN JAPANの皆様、膨大な編集作業をおとりまとめいた
だいた金原出版の皆様に心から感謝申し上げます。

一般社団法人 日本膵臓学会
膵癌診療ガイドライン改訂委員会 患者・市民グループ チーフ
花田 敬士

索引

「患者・市民のための膵がん診療ガイド 2023 年版」
作成委員一覧

責任者　　　竹山　宜典　　近畿大学外科/大阪暁明館病院

▶ 患者・市民のための膵がん診療ガイド 2023年版 作成委員会

*膵癌診療ガイドライン改訂委員会グループリーフ
**膵癌診療ガイドライン改訂委員会患者・市民グループ

作成委員長	奥坂　拓志	国立がん研究センター中央病院肝胆膵内科
作成副委員長	中村　雅史*	九州大学大学院医学研究院臨床・腫瘍外科
作成委員	秋月　伸哉	都立駒込病院精神腫瘍科・メンタルクリニック
	井岡　達也	山口大学医学部附属病院腫瘍センター
	伊佐山浩通	順天堂大学大学院医学研究科消化器内科学
	石川　文子	国立がん研究センターがん対策研究所
	糸井　隆夫	東京医科大学臨床医学系消化器内科学分野
	伊藤　芳紀*	昭和大学病院放射線治療科
	井上　　大	金沢大学附属病院放射線科
	上野　　誠	神奈川県立がんセンター消化器内科
	上村　恵一	斗南病院精神科
	江口　英利	大阪大学消化器外科
	大栗　隆行	産業医科大学病院放射線治療科
	大塚　隆生	鹿児島大学消化器・乳腺甲状腺外科学
	岡島　美朗	自治医科大学附属さいたま医療センターメンタルヘルス科
	尾阪　将人*	がん研究会有明病院肝胆膵内科
	長田　昭二**	医療ジャーナリスト
	尾上　俊介	名古屋大学腫瘍外科
	親川　拓也	静岡県立静岡がんセンター循環器内科
	加藤　博也	岡山大学病院消化器内科
	金井　雅史	京都大学大学院医学研究科腫瘍薬物治療学講座
	鎌田　　研	近畿大学消化器内科
	川井　　学	和歌山県立医科大学第2外科
	菅野　　敦	自治医科大学消化器肝臓内科
	岸和田昌之	三重大学肝胆膵・移植外科
	北野　雅之*	和歌山県立医科大学第二内科(消化器内科)
	蔵原　　弘	鹿児島大学消化器・乳腺甲状腺外科学

坂本はと恵　　　国立がん研究センター東病院サポーティブケアセンター

坂本　康成**　　国際医療福祉大学熱海病院消化器内科

篠藤　　誠　　　量子科学技術研究開発機構QST 病院

清水　陽一**　　国立看護大学校

庄　　雅之　　　奈良県立医科大学消化器・総合外科

杉浦　禎一　　　静岡県立静岡がんセンター肝胆膵外科

芹川　正浩　　　広島大学病院消化器内科

祖父尼　淳　　　東京医科大学臨床医学系消化器内科学分野

染谷　正則　　　札幌医科大学放射線治療科

田上　恵太　　　東北大学大学院緩和医療学分野

高山　敬子　　　東京女子医科大学消化器内科

辻　　哲也　　　慶應義塾大学医学部リハビリテーション医学教室

土屋　貴愛　　　東京医科大学臨床医学系消化器内科学分野

中井　陽介　　　東京大学消化器内科

仲田　興平　　　九州大学大学院医学研究院臨床・腫瘍外科

中村　聡明　　　関西医科大学放射線治療科

花田　敬士*,**　JA 尾道総合病院消化器内科

藤井　　努　　　富山大学消化器・腫瘍・総合外科

藤森麻衣子**　　国立がん研究センターがん対策研究所

船橋　英樹　　　宮崎大学医学部附属病院・精神科

古谷佐和子**　　特定非営利活動法人パンキャンジャパン

眞島　喜幸**　　特定非営利活動法人パンキャンジャパン

松林　宏行　　　静岡がんセンター内視鏡科/ゲノム医療推進部

松本　逸平　　　近畿大学外科

松山　隆生　　　横浜市立大学消化器・腫瘍外科学

水野　仲匡*　　愛知県がんセンター消化器内科部

水間　正道　　　東北大学大学院消化器外科学分野

光永　修一　　　国立がん研究センター東病院肝胆膵内科

三長　孝輔　　　近畿大学消化器内科

森　　雅紀**　　聖隷三方原病院緩和支持治療科

山本　智久　　　関西医科大学外科

森實　千種*　　国立がん研究センター中央病院肝胆膵内科

横川　貴志　　　がん研究会有明病院薬剤部

吉田　雅博　　　国際医療福祉大学消化器外科

Ａ　氏**

執筆協力者	阿部　俊也	九州大学大学院医学研究院臨床・腫瘍外科
	池永　直樹	九州大学大学院医学研究院臨床・腫瘍外科
	魚谷　倫史	富山大学消化器・腫瘍・総合外科
	亀井　敬子	近畿大学外科
	清水　晃典	JA尾道総合病院消化器内科
	中川　顕志	奈良県立医科大学消化器・総合外科
	中村　匡志	がん研究会有明病院薬剤部
	服部　文菜	三重大学医学部附属病院栄養診療部
	藤澤　聡郎	順天堂大学大学院医学研究科消化器内科学
	三浦　孝之	東北大学大学院消化器外科学分野
	村岡　香織	北里大学北里研究所病院リハビリテーション科
	山下　泰伸	和歌山県立医科大学第二内科（消化器内科）

▶ 患者・市民のための膵がん診療ガイド 2023年版 作成協力委員

	赤間　純子	特定非営利活動法人パンキャンジャパン
	小崎丈太郎	特定非営利活動法人パンキャンジャパン
	島袋　百代	特定非営利活動法人パンキャンジャパン
	白岩　剛	特定非営利活動法人パンキャンジャパン
	田辺　睦子	特定非営利活動法人パンキャンジャパン
	寺澤　孝男	特定非営利活動法人パンキャンジャパン
	中嶋　智	特定非営利活動法人パンキャンジャパン
	堀籠　琢巳	特定非営利活動法人パンキャンジャパン
	松本眞由美	特定非営利活動法人パンキャンジャパン

▶ 患者・市民のための膵がん診療ガイド 2023年版 事務局

	近藤　恵子	国立がん研究センター中央病院肝胆膵内科

▶ 膵癌診療ガイドライン改訂委員会 グループチーフ

診断	北野　雅之	和歌山県立医科大学第二内科（消化器内科）
外科的治療法・補助療法	中村　雅史	九州大学大学院医学研究院臨床・腫瘍外科
放射線療法	伊藤　芳紀	昭和大学病院放射線治療科
化学療法	水野　伸匡	愛知県がんセンター消化器内科部
ステント療法	花田　敬士	JA尾道総合病院消化器内科
支持・緩和療法	尾阪　将人	がん研究会有明病院肝胆膵内科
プレシジョンメディスン	森實　千種	国立がん研究センター中央病院肝胆膵内科
患者・市民	花田　敬士	JA尾道総合病院消化器内科

― 執筆担当委員 ―

項目		執筆担当	作成協力者
第1章：膵がんと診断されたら（膵がんについて）			
Q1-1	膵がんとはどのような病気なのでしょうか？	松林宏行	
Q1-2	膵がんになるとどんな症状が現れますか？	菅野敦	
Q1-3	膵がんは遺伝するのでしょうか？	松林宏行	
第2章：膵がんがわかるまで（膵がんの診断に必要な検査）			
Q2-1	人間ドックや検診で膵臓を調べることはできますか？ また異常がみつかったら、どうしたらよいでしょうか？	祖父尼淳	
Q2-2	膵がんかどうか調べるための検査について教えてください。	井上大, 北野雅之	山下泰伸
Q2-3	膵がんの検査は安全ですか？　リスクはありませんか？	芹川正浩	
Q2-4	検査の結果「経過観察」と言われました。どうしたらよいでしょうか？	三長孝輔, 鎌田研	
Q2-5	血液・尿検査だけでは膵がんかどうかはわからないのでしょうか？	高山敬子	
Q2-6	ゲノム検査、遺伝子パネルという言葉を耳にします。 膵がんとどう関係がありますか？	森實千種	
コラム1	病診連携を生かした膵がん早期診断プロジェクト	花田敬士	清水晃典
コラム2	家族性膵がんについて	森實千種	
第3章：膵がんと診断されたときによくある質問			
Q3-1	膵がんといわれました。何から考えてよいかわかりません。 どうしたらよいでしょうか？	秋月伸哉	
Q3-2	良い病院、良い担当医の選び方を教えてください。	眞島喜幸, 古谷佐和子	
Q3-3	インフォームド・コンセントとは何ですか？	岡島美朗	
Q3-4	担当の先生と話し合うとき、準備しておくことはありますか？	藤森麻衣子	
Q3-5	これから受ける検査や治療が不安です。別の病院に相談に行きたいのですが、どうすればよいでしょうか？	清水陽一	
Q3-6	治療に関する費用や仕事のことが心配です。 どこに相談すればよいでしょうか？	坂本はと恵	
Q3-7	このガイドの他に信頼できる情報を入手できる方法はありますか？	石川文子	
Q3-8	喫煙や飲酒、また食事をどうすればよいのでしょうか？	岸和田昌之	服部文菜
Q3-9	病気やこれからの生活・治療について家族や医療者に相談したいのですが、どうすればよいでしょうか？	森雅紀	
Q3-10	緩和ケアとはどういうものですか。 いつから始めるのがよいでしょうか？	上村恵一	
Q3-11	心のつらさについて相談したいのですが、 どうしたらよいでしょうか？	船橋英樹	
Q3-12	家族に病気のことを伝えたいのですが、 どうすればよいのかわかりません。	清水陽一	
コラム3	標準治療について	水野伸匡	
コラム4	臨床試験について	水野伸匡	

項目	執筆担当	作成協力者
第4章：膵がんの治療		
Ⅰ．概論		
Q4-1　膵がんの進行の状況はどのように知ることができますか？	川井学	
Q4-2　膵がんにはどんな種類の治療があるのでしょうか？	坂本康成	
Q4-3　膵がんの治療はどのように決定するのでしょうか？	坂本康成, 藤森麻衣子	
Q4-4　高齢者の場合、年齢により治療法を考慮する場合はありますか？	上野誠	
Q4-5　治療はいつまで続けるのでしょうか？　効果がなくなったときや、 再発・再燃したときはどうなりますか？	尾阪将人	
Ⅱ．外科的治療法		
Q4-6　外科治療をするかどうかはどのように決めていくのでしょうか？	中村雅史	池永直樹
Q4-7　根治を目指した外科治療の流れを教えてください。	藤井努, 江口英利, 杉浦禎一	魚谷倫史
Q4-8　手術は症例数の多い病院で受けるほうがよいのでしょうか？	水間正道	三浦孝之
Q4-9　外科手術の種類はどのようなものがありますか？	川井学, 松山隆生	
Q4-10　外科治療をする場合の入院期間、合併症、費用などを教えてください。	松本逸平, 仲田興平	亀井敬子 阿部俊也
Q4-11　外科治療後の日常生活、通院などについて教えてください。	大塚隆生, 蔵原弘	
Ⅲ．放射線療法		
Q4-12　放射線療法とはどのような治療法ですか？ どのような種類がありますか？	伊藤芳紀, 篠藤誠, 中村聡明	
Q4-13　放射線療法の線量について教えてください。	染谷正則	
Q4-14　ハイパーサーミア(温熱療法)とは何ですか？ 膵がんにも効果はあるのでしょうか？	大栗隆行	
Ⅳ．化学療法		
Q4-15　化学療法とはどのような治療法ですか？ どのような種類がありますか？	水野伸匡	
Q4-16　切除可能膵がんと診断された場合の補助療法(化学療法)について教えてください。	江口英利	
Q4-17　切除可能境界膵がんと診断された場合の補助療法(化学療法)について教えてください。	庄雅之	中川顕志
Q4-18　局所進行膵がんの化学療法について教えてください。	尾阪将人	
Q4-19　切除不能膵がんの二次化学療法について教えてください。	井岡達也	
Q4-20　特殊な遺伝子変異がみつかった場合の治療について教えてください。	金井雅史	
コラム5　分子標的治療について	金井雅史	
コラム6　免疫チェックポイント阻害薬について	金井雅史	
コラム7　次世代の治療法(研究段階の治療)	金井雅史	
コラム8　膵癌診療ガイドラインにおける患者・市民参画について	奥坂拓志	

項目		執筆担当	作成協力者
第5章：支持療法1　ステント治療			
Q5-1	黄疸があるので"胆道ステント"が必要と言われました。どのような治療法なのでしょうか？	糸井隆夫, 土屋貴愛	
Q5-2	胆道ステントの種類について教えてください。	加藤博也	
Q5-3	胆道ステントは交換ができますか？また、交換はどのようなときに必要なのでしょうか？	伊佐山浩通	藤澤聡郎
Q5-4	ステント治療を行っても、安全に化学療法や放射線療法は受けられますか？	中井陽介	
Q5-5	「膵がんのため胃や十二指腸が狭くなっている」と言われました。どのような治療が有効でしょうか？	中井陽介	
第6章：支持療法2　その他の症状や副作用の治療			
Q6-1	痛みがありますが、とれますか？	田上恵太	
Q6-2	痛み以外の症状とその対処法を教えてください。	尾阪将人, 親川拓也, 光永修一	
Q6-3	化学療法の副作用とその対処法を教えてください。	横川貴志	中村匡志
第7章：治療の終了について			
Q7-1	「もう治療法がない」と言われました。心が揺れ動くときにどうすればよいでしょうか？	藤森麻衣子	
Q7-2	ホスピスや緩和ケア病棟はどのように探していけばよいでしょうか。	清水陽一, 坂本はと恵	
第8章：生活上のアドバイス			
Q8-1	運動療法やリハビリテーションを行うことがあると聞きました。どのような場合に行うのでしょうか？	辻哲也	村岡香織
Q8-2	補完代替療法(サプリメント、漢方など)について教えてください。	尾阪将人	
Q8-3	新型コロナウイルスが流行しているので、病院に行くのが不安です。治療などどう対処すればよいのでしょうか？	清水陽一, 坂本はと恵	
Q8-4	家族はどのように支えていけばよいのでしょうか？	尾阪将人	

患者・市民のための膵がん診療ガイド 2023年版

2015 年 6 月 25 日	第 1 版発行
2017 年 4 月 20 日	第 2 版発行
2020 年 7 月 25 日	第 3 版発行
2023 年 5 月 20 日	第 4 版（2023 年版）第 1 刷発行

編　集　　一般社団法人 日本膵臓学会
　　　　　膵癌診療ガイドライン改訂委員会

発行者　　福村　直樹

発行所　　金原出版株式会社

〒113-0034 東京都文京区湯島 2-31-14
電話　編集 (03) 3811-7162
　　　営業 (03) 3811-7184
FAX　　 (03) 3813-0288
振替口座 00120-4-151494
http://www.kanehara-shuppan.co.jp/

Ⓒ日本膵臓学会, 2015, 2023

検印省略

Printed in Japan

ISBN 978-4-307-20460-6

印刷・製本／シナノ印刷
組版・デザイン／ライブコンタクト

WEB アンケートにご協力ください

読者アンケート（所要時間約 3 分）にご協力いただいた方の中から
抽選で毎月 10 名の方に図書カード 1,000 円分を贈呈いたします。
アンケート回答はこちらから➡

https://forms.gle/U6Pa7JzJGfrvaDof8

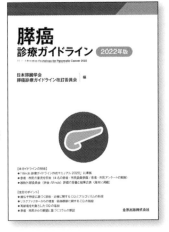
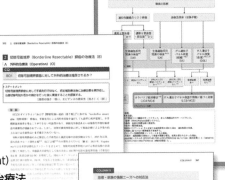